한방에 *합격*의 지름길로!!

의무기록 실무

문제집

Medical Record Practice

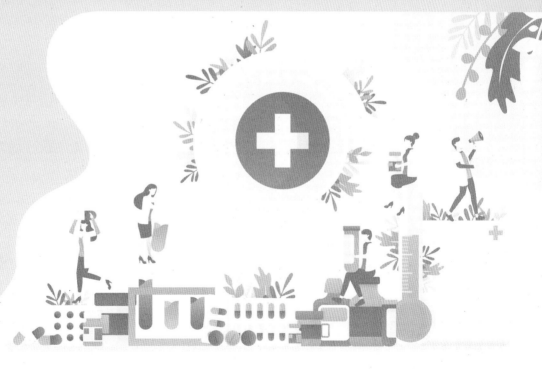

Preface

의무기록실무

의무기록은 보건의료정보관리사에 의하여 의료 및 보건지도 등에 관한 기록 및 정보의 분류, 확인, 유지, 관리를 주된 업무로 한다고 의료기사 등에 관한 법률에 규정되어 있다.

의무기록은 병원을 운영하는데 가장 기초적인 자료로서 비밀유지와 정확하고 완벽하게 관리되기 위하여 의무기록을 이해하고 분석하여 미비기록에 대하여 완벽하게 작성되도록 하며 병원의 통계 기본자료가 되므로 중요한 자료가 될 수 있다.

이 책의 의무기록 내용으로 국시에 많은 도움이 되도록 만들었다.
먼저 의무기록을 풀어보고 답을 비교하여 왜 틀렸는지를 분석한다면 더욱 실력이 향상되리라 생각된다.

2021년 9월
저자 씀

Contents

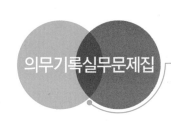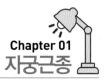
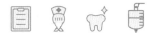
※ 김혜연 환자의 chart를 보고 물음에 답하시오.

01 다음 중 약어에 대한 설명으로 틀린 것은?

① NIBP: Non Invasive Blood Pressure

② BBS: Bilateral Breath Sounds

③ PCDS: PaRa Cul De Sac

④ PCA: Patient Controlled Analgesia

⑤ URI: Uniform Resource Infection

02 환자에 대한 의무기록 내용으로 틀린 것은?

① 임신은 4번 했다.

② 자연분만은 2번 했다.

③ 환자의 배액량은 지속적으로 증가했다.

④ 자궁근종의 위치는 뒤쪽으로 10cm였다.

⑤ 수술후 1일 째 Hb 수치는 낮았다.

03 ASA에 관련한 내용으로 틀린 것은?

① class 1등급은 전신질환이 없고 건강한 환자인 경우이다.

② class 2등급은 중등도의 전신질환을 가진 환자의 경우이다.

③ class 3등급은 생명이 위험한 환자인 경우이다.

④ class 5등급은 수술시간과 관련없이 24시간내 사망률이 50% 환자인 경우이다.

⑤ class 3등급은 일상생활에 제약이 있는 전신질환을 가진 환자의 경우이다.

04 마취와 수술 기록지에 대한 내용으로 틀린 것은?

① 갑상선 초음파 결과 미만성 갑상선 질환이다.

② 공기배증을 충분히 만들어 준 후 투과조명기를 삽입하였다.

③ 4번의 천자를 시행한 후 자궁 근종 절제술을 시행하고 따뜻한 생리식염수로 흡인 세척하였다.

④ 복벽에서 4개의 trochar을 제거하고 단속봉합을 하였다.

⑤ 맹낭 주위는 정상으로 보였다.

05 환자의 의무기록의 내용으로 올바른 것은?

① 식욕은 저하되었다

② 갑상선 기능검사결과 하시모토 질환이었다.

③ 수술체위는 쇄석위 자세였고 마취 전 산소투여는 하지 않았다.

④ 4월 19일 8시 45분 수술 절개를 시작하였다.

⑤ 수술전 혈소판 2pint를 준비시켰다.

06 진단명에 대한 코딩이 맞는 것은?

① M8890/0, D07.3　　　　② M8890/3, C79.81

③ M8890/0, D39.0　　　　④ M8890/0, D26.9

⑤ M8890/3, C55

07 수술기록지, 마취기록지, 회복실 기록지에 대한 내용으로 틀린 것은?

① 마취시간은 4시간 20분이었다.

② 자가통증 조절은 근육내 주사로 맞았다.

③ 환자의 피부는 단속봉합으로 닫았다.

④ 자궁관과 난소는 정상으로 보였다.

⑤ 마취 후 호흡량은 10으로 설정하였다.

08 마취 전 기도 평가를 하는 mallampatl score grade에 대한 내용으로 틀린 것은?

① class 1등급은 편도 기둥(tonsillar pillar), 연구개(soft palate), 목젖(Uvula)을 측정하는 것이다.

② class 2등급은 편도 기둥(tonsillar pillar), 연구개(soft palate)를 측정하는 것이다.

③ class 3등급은 연구개(soft palate)와 목젖(Uvula) 기저부를 측정하는 것이다.

④ class 4등급은 경구개(hard palate)를 측정하는 것이다.

⑤ 환자는 혀를 내밀고 바로 선 자세에서 측정하는 것이다.

해설 • 혀를 내밀지 않고 바로 선 자세에서 측정하는 것이다.

09 전체 의무기록에 대한 내용으로 틀린 것은?

① 수술 후 1일째 보행을 격려하고 철결핍성 빈혈 치료제를 정맥주사로 투여하였다.

② 환자의 혈액형은 Rh+ A형이다.

③ 상기도 감염의 과거력이 있었고 마취 후 양측 호흡음은 같았다.

④ 1개의 자궁근종은 선근증으로 악성이었다.

⑤ 3.2mm JP bag을 4월 18일 삽입하였다.

10 하시모토 질환에 대한 내용으로 틀린 것은?

① 체중이 감소하고 식욕이 저하된다.

② 면역세포가 갑상선에 침착하는 질환이다.

③ 갑상선 기능저하증이 나타난다.

④ 갑상선이 비대해진다.

⑤ 전신에 점액성 부종이 일어난다.

11 수술 처치명에 대한 의료행위 분류로 올바른 것은?

① 68.16　　　　　　　② 54.19

③ 68.15　　　　　　　④ 54.21

⑤ 54.63

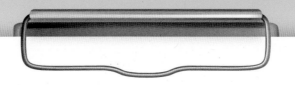

입퇴원 요약지

입원일자: 2012-04-17

환자명: 김혜연　나이: 47세

진단명: Myoma Uterine

　　　Adenomyosis

수술/처치명: Laparoscopic myomectomy

현 병력: 자궁근종 수술위해 내원함

　　　GPLA-4-2-2-2(NSVD #2)

　　　LMP: 2012-0-01

입원경과:

　　　2012.04.17 admission

　　　2012-04-18 Laparoscopic myomectomy

　　　2012-0-22 discharge

임상검사결과

　응급 Hb　　　9.9 ▼　g/dl　　　　　　　　　12-16

　　Hct　　　28.7 ▼ %　　　　　　　　　　36-48

특수검사결과

　　　병리: 외래확인

향후계획:

　　　2012-04-27 10:50 산부인과 진료예약 완료

　　　Stofen 370mg(tainiflumate) (1T *2회+5일(BID PC)

치료결과: 경쾌.　　퇴원형태: 정상 퇴원(퇴원지시후). 감염여부: N

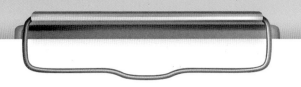

입원 초진기록지

주호소: 수술

현병력:

　　자궁근종 수술위해 내원함

　　GPLA 4-2-2-2(NSVD #2)

과거력:

　　MHx: 하시모토 질환

　　SHX (-)

계통문진

　　Ns

신체검진

　　10cm myoma: posterior

평가

　　주)myoma Uterine

계획>

　　OP

퇴원계획

　　OP후

입원 경과기록지

2012-04-17

GPLA 4-2-2-2(NSVD #2)

LMP: 2012-0-01

MHx: 하시모토 질환

　　　SHX (-)

유착방지제(+)

A>

　주)myoma Uterine

P>

　Laparoscopic myomectomy 예정임

2012-04-18

Problem>

OP day>

　Laparoscopic myomectomy

O>

　Post OP v/s stable

A>

　주)myoma Uterine

P>

　v/s stable시 tranexamic acid single dose

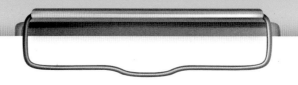
입퇴원 요약지

2012-04-19

Problem>

 POD#1

        Laparoscopic myomectomy

S>

   아파요

   S/V()

O>

   9.9/29-12.9/38

   96/60-67-20-36.4

   1750/1235

   JP 235/50

A>

   주)myoma Uterine

P>

   IV veno

   Ambulation 격려

2012-04-20

Problem>

 POD #2

 Laparoscopic myomectomy

   9.9/29

입퇴원 요약지

S>

  S/V(+)

O>

  JP 125/45

A>

  주)myoma Uterine

P>

  Ambulation 격려

  JP 유지

2012-04-21

Problem>

  POD # 3

    Laparoscopic myomectomy

    9.5/28-9.9/29

O>

  9.5/28-9.9/28

  v/s stable

  JP 87/20

A>

  주)myoma Uterine

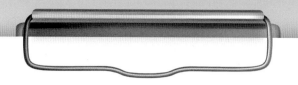

입퇴원 요약지

P>

　내일 퇴원

　JP remove?

　Dressing

2012-04-22

Problem>

　POD#3

　　Laparoscopic myomectomy

　　9.5/28-9.9/29

O>

　v/s stable

　wound clear

A>

　주)myoma Uterine

P>

　금일 퇴원예정

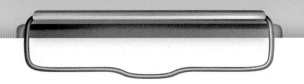

간호 정보 조사기록지

(음주력): 없음

[수혈정보]

혈액형(환자진술): A

혈약형(검진검사결과): A형

RH(검진검사결과): +

수혈력: 무

수혈부작용: 무

[사생활 보호 요구]

사생활 보호요구: 없음

[입원정보]

입원경로: 외래

입원방법: 도보

주증상" 무증상

발병시기: 2012.0.17

병에 대한 인식: 유

입원동기: 3월 본원 건강검진 상에서 Uterine에 myoma 있다고 하여 op위해 admission

GPLA 4-2-2-2(NSVD #2)

LMP: 2012-0-01

[가족병력]

(관계) 부: (병력내용) Diabete mellitus

(관계) 모: (병력내용) Hypertension

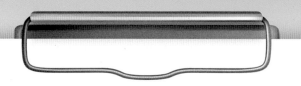

[기타 과거병력]

　없음

[번원입원이력]

　없음

[본원 수술이력]

　없음

[알레르기]

　없음

[최근 투약상태]

　Dormicm 5mg/ml(midazoiam0[1A+1회+1일(IV)] HCC 헬스케어센터

　Pethidine 50mg/ml [1A+1회+1일(IM)] HCC 헬스케어센터

　현재 복용중인 자가약이 있습니까? 무

[의식상태]

　orientation: 사람-Y, 시간-Y 장소-Y

　mental :Alert

　communication: amicable

　emotional state: stable

[영양상태]

　appetitle: common

　weight: no

[수면장애]

　Sleep disorder: no

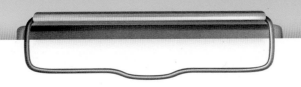
마취 전 환자 방문기록

입원일자: 20120417

검사소견.

   Hb/Plt: 12.9/181   Na/K: 137/3.5   Bun/Cr: 8.2/0.62

   Glu:80

   Alb/Bil(T):3.9/0.9   AST/ALT:20/12   PT/aPTT:13,5/39.9: no remarkable echo finding

신체검진.

   기도평가: mallampatl Grade

   경부신전: 정상   개구: 정상

과거력.

   과거력 유무: 해당 없음   마취력 유무: 무   마취 합병증유무: 무

마취계획.>

   마취방법: general anesthesia

   모니터 방법: routine

   삽관방법: routine

   Asa physical class: II

마취 전 준비사항>

   Thyroid USG: R/O diffuse thyroid disease

   TFT: free T 1.3 T3 78

      Tsh3.47 microsomal   Ab 1709.7

IME C.

   Autoimmune(Hashimoto's) thyroiditis 있으나

   Free T/TSH 정상범위인 euthyroid state 환자고 귀과적 수술에 문제 없겠습니다.

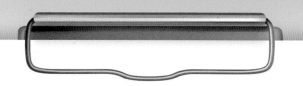

주치의 확인사항.

Chest x-ray

ECS

수혈준비

마취과 확인사항

체중/신장/개구/목신전

과거력: chest pain/dyspenia

URI sx

Hemorrhage & transfusion에 대한 warning

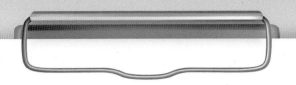

마취기록지

키: 161.2

체중: 57.6

Pain control>

   FTN 1500mcg

Airway management: Intubation Oral

 -Tube type: plain   size: 7.0   Cuff: Y

 -Anesthetic Agents: Sevoflurane

  마취제 사용량: 2 vol%

   -ETC: preoxygenation

  Position:Lithotomt

  ETC:: Eye Protection

  Pressure Point Check

  Machine and Equipment Check

Hextend 500ml at Rt arm

0820   pt monitoring(EKG, NIBP, Sp02)

0825   lido 60mg,pafai 120mg rocu 50mg ivs

      Mask ventilation with 02-sevo

      Remifentanil infusion start

0830 OTI(7,0-21cm fixed), BBS is equal

     VCN(TV=500 RR=10, I:E-1:2)

0845 surgical incision start

1005 atropine 1A

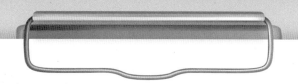

10:35 H/S 100ml at RT arm

1105 Hextend 500ml at RT arm

1225 aloxi 0.075mg

  Keromine 30mg ivs

1240 neo 2mg glyco0.mg ivs

  Spontaneous respiration is recovered

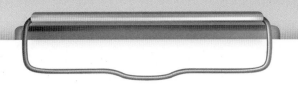

마취기록

| 마취 기록 | | | | | | | | | | |

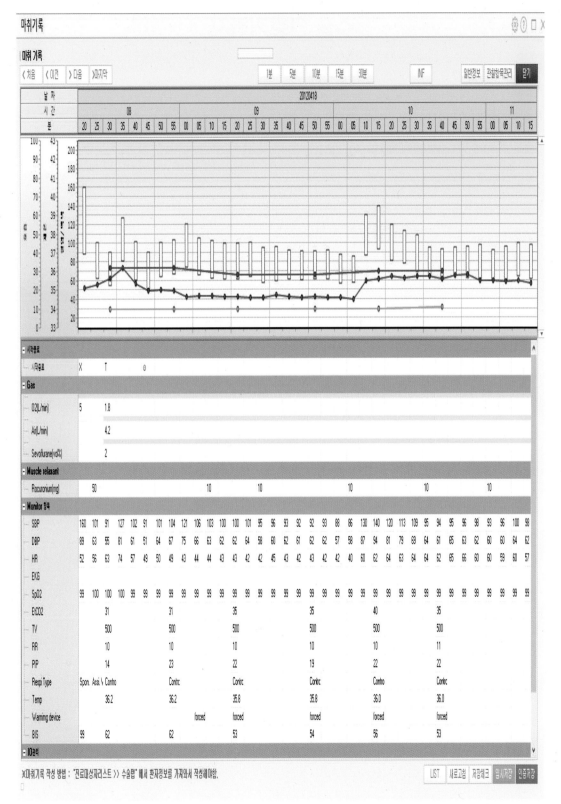

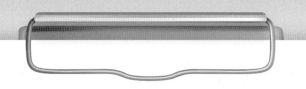

수술 간호기록지

수술예약일시: 20120418100000

병동출발일시: 20120418074000

환자도착일시: 201204180800

[간호단위 및 수술실 확인 내역]

 수술상태정보: 환자확인(간호단위-예)(수술실-예)

 수술상태정보: 수술부위 확인 표시(간호단위-예)(수술실-예)

 수술상태정보: 수술동의서 (간호단위-예)(수술실-예)

 수술상태정보: 금식시간 준수 (간호단위-예)(수술실-예)

 수술상태정보: 의치,안경, 컨텍트렌즈, 보청기, 의안동 제거(간호단위-예)(수술실-예)

 수술상태정보: 장신구(핀, 반지, 시계, 목걸이, 귀걸이-피어싱) 및 휴대폰 제거

            (간호단위-예)(수술실-예)

 수술상태정보: 화장제거(메니큐어,페디큐어 포함) (간호단위-예)(수술실-예)

 수술상태정보: 환의만 착용(간호단위-예)(수술실-예)

 수술상태정보: 혈액처방(RBC 2pint prap0(간호단위-예)

 수술상태정보: 유치도뇨관삽입(간호단위-예)(수술실-예)

 수술상태정보: 수술전 이동전 배뇨 (간호단위-예)(수술실-예)

 수술상태정보: 위관삽입(간호단위-아니오)(수술실-아니오)

 수술상태정보: 기타 입력(간호단위-아니오)(수술실-아니오)

간호 기록 내역

2012-04-17

22:55 수술에 대한 정보부족: 수술전 준비 및 치료과정을 이해하고 참여함

22:30 수술에 대한 정보보족: 내일 Laparoscopic myomectomy 수술예정임

수술의 목적 및 필요성에 대한 설명을 함

수술전 처치 및 검사에 대해 설명함

안정된 환경을 제공함

수술전 교육, 수술동의서, 수술전 금식을 설명함

수술전 준비 및 치료과정을 이해하고 참여함

17:32 수술과 관련된 준비 및 치료과정을 이해하고 적극 참여함

수술고정 및 수술에 대한 정보를 이해하기 쉬운 용어로 설명한다 수술관련 주위사항을 설명한다. 수술에 필요한 준비과정을 설명하고 시행한다 수술 후 간호에 대하여 설명한다 안전된 환경을 제공한다

내일 수술 예정임

MN NPO에 대하여 설명함

수술 전 처치 및 검사에 대해 설명함

17:30 입원: 수술위해 외래 경유하여 입원함

상황: 환자에게 입원생활안내 책자 제공하여 입원교육 실시함(낙상,화재, 비상시 대피 방법, 도난방지, 입원교육에 대해 설명함)

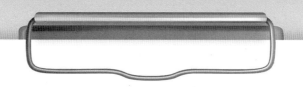

수술기록지

수술일자: 2012-0-18

수술시작시간: 2012-0-18 08:37

수술끝난시간: 2012-04-18 12:48

집도의: 하루방

제1보조의: 아지트

마취의사: 김기사

마취방법: general anesthesia

응급여부: 정규

조직검사: Yes

수술 전 진단명: Leiomyoma of uterus

수술 후 진단명: Leiomyoma of uterus

       Adenomyosis

수술명: Laparoscopic myomectomy

수술소견>

 수술 중 특이사항: 없음

 수술명: Laparoscopic myomectomy

    1. Trocar:12mmx1(suprapubic)

         5mm*3(Umbilicus RT and LT)

   2. Uterus: enlarged in size

     3개의 myoma 확인됨: 1) large post wall mass→remove

               2) 2 smallant wall mass-한 개는 remove하고 한 개는 adenomyosis

            소견이 있어 경계가 불분명하게 제거됨

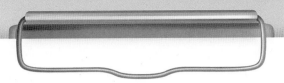

3. Adn: LO>grossly normal

      RO> grossly normal

4. PCDS: grossly normal

수술과정>

 Under the general anesthesia, the patient was placed on the table in lithotomy position

The abdomen, vagina and perineum was painted and drapped as usual manner

Small 5mm transverse incision was done around the lower margin of umbilicus by knife

And verras needle was inserted with manual elevation of the abdomen

Rounded distantion of the abdomen after initial pneumoperitoneum was made adequately

First puncture with 5mm trochar was done at lower umbilical line

Transilluminator was inserted and the pelvic cavity was visualized

The about 8*7cm sized myoma was seen

The both adnexa was grossly normal sized and shape

The second puncture with 5m trochar was done 8cm left from umblilicus

The third puncture with 12mm trochar was done 5cm above symphysis pubis

The fourth puncture with 5mm trochar was done 8cm right from umbilicus

The myomectomy was done

A piece of tissue specimen was removed from pelvic cavity via the 10mm(=>3cm incision) puncture

site

A hemostasis was made

And warm saline irrigation was done by the suction-irrigator and watch the bleeding at the removal

     site

No active bleeding was noted

Other internal organs were visualized and its findings were grossly normal

입퇴원 요약지

The estimated blood loss was scanty

Four inserted trochar were removed from abdominal wall

The 12mm puncture site fascia was closed by interrupted sutures with # 2-0 Vicryl

The skin was closed interrupted sutures with # 3-0 nylon

The patient tolerated the entire well and was send to the recovery room with good vital signs

회복실 기록지

회복실 입실시간: 2012018125100

회복실 퇴실시간: 20120418133810

회복실 퇴실장소: 병동

퇴실결정의사: 김진주

[마취종류 정보]

마취실행시간: 201204180820

마취실행시간: 201204181250

마취종류 구분: general

마취종류 type: plain

[마취의사정보]

 마취의사정보: 20070809 김초롱 교수

[기도유지정보]

기도유지: none

[산소투여정보]

내역: 투여종류: mask 산소량: 5 시작시간: 12:1 종료시간: 13:20

[회복상태 평가내역]

내역: 반사능력 [도착시]: 2 [퇴실시]: 2

내역: 호흡 [도착시]: 2 [퇴실시]: 2

내역: 순환 [도착시]: 2 [퇴실시]: 2

내역: 의식상태 [도착시]: 1 [퇴실시]: 2

내역: 피부상태: 피부색깔 [도착시]: 2 [퇴실시]: 2

평가 총점: 도착시 9

평가 총점: 퇴실시 10

[병동 인계사항]

퇴실시 활력징후

-NIBP(s): 107

-NIBP(D): 6

-H.: 61

-SPO2: 100

Iv route 개방성 확인: Y

피부상태 확인 여부: Y

수혈: N

이동시 산소적용여부: M

[환자에게 부착된 기구]

 J-P bag [최초삽입일시]: 20120418 12:51 [삽입시술일시]: 20120418 12:51

 [크기] 3.2mm 시술자: 김별이

PCA 정보: IV

PCA 동의서: Y

환자 특이사항: 1251 JP 90ml 비움

Keromin 30mg ivs Dr 김이슬 처방

병동으로 퇴실함을 유선으로 알림

[입실시 마취통증의학과 의사의 환자 인계 사항]

내역: 환자확인, 수술 후 진단명 및 수술명, 환자 과거력, 수술/마취 중 특이사항, drug usage,

　　　첫 활력징후 확인(B.P, H.R, SPO2, RR, ST change 여부)

[낙상예방활동]

내역: 침대 난간 올려줌, 침대 고정 및 침대 낮춰줌, 바닥 물기 제거함, 바닥 물기 없음을 확인함

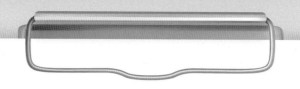

조직검사 결과지

검사일: 20120418 14:11

[Diagnosis]

  Uterus myomectomy

   Leiomyoma, not otherwise specified

[gross finding]

 Patient identification agrees with requestion and one container

 Specimen is receives fresh labeled with the above patient's name and 'myoma' and consist of several fragmented lumens of myomectomy specimen. Measuring 15.0*12.0*5.0cm

The specimen shows tan grayish white homogeneous appearance focal degeneration, grossly,

Representative sections are embeddedin onecaseete

Summary of section) A1

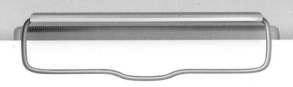

조직검사 결과지

검사일: 20120418 15:28

[Diagnosis]

Cervico-vaginal smear

Liquid-based cervico-vaginal cytology:

Satisfactory for evaluation

Negative for intraepithelial lesion or Malignancy

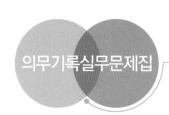
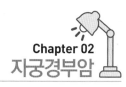
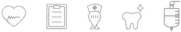
※ 배신자 환자의 chart를 보고 물음에 답하시오.

01 다음 중 약어에 대한 설명이 틀린 것은?

① BTL: Bilateral Tubal Ligation
② PLR: Polymerase Chain Reaction
③ SCC: Squamous Cell Cancer Antigen
④ NAD: Nothing Abnormal Detected
⑤ LLD: Left Low Defecation

02 이 환자의 입원한 경로가 틀린 것은?

① 외음부의 가려움증이 있어서 의원이 내원한 적이 있다.
② 원추절제술을 하기 위하여 내원하였다.
③ 팝도말 검사결과와 펀치생검 결과 고등급 편평상피내 병변으로 나왔다.
④ 펀치생검 결과 유두종 바리러스가 양성으로 나왔다.
⑤ 임신 4번, 분만 4번, 생존아 4명, 사산아 1명의 산과력을 가졌다.

03 이 환자의 검사결과에 대한 내용이 다른 것은?

① 펀치생검에서 자궁목은 미만성 편평세포 정상소재로 보였으며 조기 간질 침윤된 상태였다.
② 심전도 검사결과 정상이다.
③ 식전 포도당 검사결과치는 높다.
④ 골반검사결과 전굴이다.
⑤ WBC. HB은 항상 높고 낮았다.

04 이 환자의 수술하기 전 마취관련 내용과 수술에 관련된 내용이 다른 것은?

① 지혈은 전기소작술과 응고로 조절하였다.

② 척수마취하에 쇄석위 자세였다.

③ 수술시간은 20분이었고 마취는 8시 35분에 시작하여 50분이었다.

④ 뇌척수액의 출혈은 없고 혈류 흐름은 자유로웠다.

⑤ 자궁은 경미한 미란 상태이고 추정소실량은 조금이었다.

05 수술 전후의 환자 상황에 대하여 다른 내용은?

① 수술 전 어깨가 아프다고 하여 파스를 붙이고도 계속 아퍼했다.

② 통증호소가 없었으며 머리를 들고 6시간을 유지하라고 하였다.

③ 수술 전 기침을 하여 시럽을 주었고 수술실에서 돌아올 때는 질에 거즈를 삽입
한 상태였다.

④ 수술일 소변 카데터는 제거하였다.

⑤ 수술전 비눗물 관장을 하였고 환자는 수술에 대하여 걱정하였다.

06 이 환자의 의무기록에 나타난 처치 및 수술 분류가 아닌 것은?

① 66.39　　　　　　　　② 67.12

③ 67.32　　　　　　　　④ 89.26

⑤ 90.4

07 수술 전 처치와 관련된 내용이 아닌 것은?

① 자정부터 금식하였고 수술동의서는 받았다.

② 수술 전 투약한 약은 없다.

③ 수술 전 혈액검사를 하였고 가슴촬영을 하였다.

④ 위관 삽입은 하지 않았고 화장은 모두 제거하였다.

⑤ 혈액준비를 하였고 활력징후는 정상이었다.

08   척수마취에 관련된 내용이 아닌 것은?

① 옆으로 누운 자세로 방포하고 베타딘으로 소독하였다.

② 1% 리도카인으로 마취하였다.

③ CSF 누출은 없지만 혈류흐름은 자유로웠다.

④ 척수로 침을 삽입하였다.

⑤ 척수 마취한 레벨은 T-10이었다.

09   Codeine phosphate 약은 환자에게 어떤 경우에 주었는가?

① 진통을 가라앉히기 위해서

② 환자가 불안하여 진정을 시키기 위하여

③ 척수 마취할 때 투여하였다.

④ 자궁경부에 미세침윤 편평세포 암종으로 항암제로 주었다.

⑤ 기침을 하여 감기약으로 주었다.

10   진단명에 대한 코딩이 맞는 것은?

① M8070/3, D06.9   ② M8076/3, D07.1

③ M8076/2, D07.2   ④ M8076/2, D07.1

⑤ M8076/2, D06.9

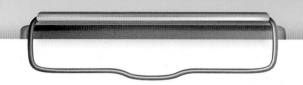

등록번호		보험유형	의료보험
성 명	배성자	성별/나이	여/59
주민번호		과	
일 자	2006. 03. 24	병 동	

퇴원요약지

주 소 서울 노원구 월계4동	전화번호 02-
병동및병실 W82-59-43	주민번호
입 원 일 2006.03.24	퇴 원 일 2006.03.28
입 원 과 OBGY	퇴 원 과 OBGY 보험유형
전과내역 OBGY	
협진내역	

<주호소증상>
known squamous cell carcinoma in situ

<주진단명>
microinvasive squamous cell carcinoma in situ

<부진단명(복합진단, 합병증)>

<검사소견 및 입원진료내역>
Hb/Hct 13.3/39.7
U/A(P/S) -/-

<주수술>
CONIZATION OF CERVIX (USE OF LOOP ELECTROSURGICAL EXCISION)

<기타수술 및 처치>

<퇴원처방>
IBUPROFEN/ARGININE 385MG/TAB	3.00 TAB #3 5 Days [3PC]
AMOXICILLIN CLAVULANATED 375MG/TAB	3.00 TAB #3 5 Days [3PC]
BEARSE TAB	3.00 TAB #3 5 Days [3PC]
COUGH SYRUP	80.00 ML #4 2 Days [4PC]

<향후진료계획>
한상원 선생님 외래 F/U
Pathology결과 확인하셔야 합니다

<선행사인>

부검 ☐

치료결과 ②경쾌	퇴원형태 ①퇴원지시
당당전공의사 조	주치의사 한 (전자서명확인필)

<입원기록지용>
27 MRT

퇴원요약지 †120470

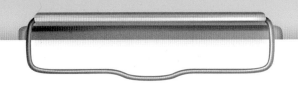

등록번호		보험유형	줴배등와
성 명	배일자	성별/나이	여 /59
주민번호		과	
일 자		병 동	

병력 및 신체검진 기록

병 실: 82-5943

직 업: 진료과:

주소 (Chief complaint)   기간

1. for consultation   06' 1月~

2. _____

3. _____

과거력 (해당사항은 언제, 기간, 치료 및 효과등을 자세히 기술하시오.)

약물부작용 ☑없음 ☐있음_____ 고 혈 압 ☑없음 ☐있음_____

폐 결 핵 ☑없음 ☐있음_____ 간 염 ☑없음 ☐있음_____

당 뇨 병 ☑없음 ☐있음_____ 종 양 ☑없음 ☐있음_____

기타질환력 _____

_____

입원, 상해 및 수술력 _____

흡연 _____ 음주 _____

약물복용 _____

가족력

고 혈 압 ☑없음 ☐있음_____ 당 뇨 병 ☑없음 ☐있음_____

종 양 ☑없음 ☐있음_____ 기 타 _____

문진소견(해당사항에 표기)

	없음	있음		없음	있음		없음	있음		없음	있음
전신무력	☐	☐	피 로 감	☐	☐	발 열	☐	☐	오 한	☐	☐
두 통	☐	☐	현 기 증	☐	☐	불 면 증	☐	☐	인후통	☐	☐
기 침	☐	☐	객 담	☐	☐	객 혈	☐	☐			
흉 통	☐	☐	심계항진	☐	☐	호흡곤란	☐	☐	부 종 (안면, 등, 하지)	☐	☐
오 심	☐	☐	구 토	☐	☐	토 혈	☐	☐			
복 통	☐	☐	소화불량	☐	☐	식욕부진	☐	☐	복부팽만감	☐	☐
혈 변	☐	☐	변 비	☐	☐	설 사	☐	☐	체중변화 (증, 감)	☐	☐
배뇨곤란	☐	☐	혈 뇨	☐	☐	발기부진	☐				

병력 및 신체검진기록 ┿120311

병력 및 신체검진 기록

병동/진료과: GY?/OBGY 년월일: 06 / 3 / 24

신체검진

혈압 120/80 mmHg 맥박 no /분 호흡 20 /분 체온 36~5 ℃ 체중 45-4 kg 신장 138-1 cm

● 전신외관

외관 ☑ 병색없음 □ 만성병색 □ 급성병색

의식상태 ☑ 정상 □ 몽롱 □ 혼미 □ 반혼수 □ 혼수

발육및 영양상태 ☑ 정상 □ 부족 □ 비만

● 피부

피부촉진 ☑ 온 ☑ 건 □ 냉 □ 습 피부긴장도 ☑ 정상 □ 빈약

● 머리, 눈, 귀, 코 및 인후

두개형상 ☑ 정상 □ 이상 _____ 입술 및 혀 ☑ 정상 □ 건조 (경함, 심함)

결막 ☑ 정상 □ 창백 (경함, 심함) □ 충혈(경함, 심함) 인후 및 편도 ☑ 정상 □ 충혈 (경함, 심함) □ 편도비대

공막 ☑ 정상 □ 황달 (경함, 심함) 기타

● 경부

목 ☑ 유연 □ 경직 (경함, 심함) 림프절 ☑ 정상 □ 이상

경정맥 ☑ 정상 □ 확장 (경함, 심함) 갑상선 ☑ 정상 □ 이상

● 가슴 및 폐

시진 ☑ 대칭팽창 □ 비대칭팽창 □ 흡기시 함몰 (늑간, 흉골하, 늑연하)

촉진 및 타진 ☑ 정상 □ 이상 _____

청진 ☑ 정상 □ 이상 _____

● 심장

최대박동점 ☑ 정상 (5th ICS x LMCL) □ 이상 _____

심박동 ☑ 규칙 □ 불규칙

잡음(murmurs), 진동(thrills), 진전(heavings) 및 S₃ S₄ ☑ 없음 □ 있음

● 복부

시진 ☑ 편평 □ 함몰 □ 팽창 (경함, 심함)

청진 ☑ 정상장음 □ 이상 _____

촉진 및 타진 ☑ 유연 □ 강직 □ 이상소견 (장기촉진, 종괴, 압통, Shifting dullness 등)

● 등 및 사지

늑골 척추간 압통 ☑ 없음 □ 있음

하지 함요 부종 □ 없음 □ 있음

기타(언어, 연하장애, 바빈스키 등)

● 추정진단 및 감별진단 Invasive squamous cell ca.

_____

_____

● 치료계획 conization

_____

_____

06. 3. 24

기록자 성명: _____

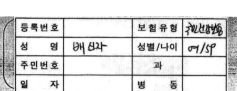

등록번호		보험유형	건강보험료
성 명	배신자	성별/나이	여/59
주민번호		과	
일 자		병 동	

부인과 입원기록지

C.C. : For conization

D. : 06년1월-

P.I. :

상기 59세 여자분 내원 1년전부터 vulva area pruritus 있어 local 의원에서 (이전방문이라) 드가 Manage한 상태 본원에서 High 시L 나와 내원 후검사한 Manage extraim punch Bx (06년1월) Refer와 같이 HPunomvagne squ. cell ca. HPV 16.61 type positive 내원 conization 하러 admission함

PHx. :

1. GYN Hx. : G_P_L_D_A 0

   LNMP

   PMP ⟩ Menopause

   Menstural Hx.

   Menarche m-u-o

   Marriage v-u-o

   Last Del. vb-u-a

   Last D&E s-q-a none/

   Contraception method BTL

2. Past OBGYN Hx. :

   , NGVO 자연.

   BTL

3. Other M-S illness : DM(-), Hypertension(-), Pul.Tb(-), Hepatitis(-)

   N-V

FHx. : N-V

ROS : General weakness / Easy fatigability / Poor oral intake (-/-/-) Fever / Chill(-/-)
Headache / Dizziness (-/-) Cough / Sputum (-/-) Dyspnea / DOE (-/-)
Chest pain / Palpitation (-/-) Hemoptysis / Hematemesis (-/-)
Anorexia / Nausea / Vomiting (-/-/-) Constipation / Diarrhea (-/-)
Abdominal pain / discomfort (-/-) Melena / Hematochezia (-/-)
Dysuria / Oliguria / Hematuria (-/-/-) Wt. loss / Wt. gain (-/-)

부인과 입원기록지 + 121150

부인과 입원기록지

P/Ex.: V/S) BR 120 / 80 mmHg, PR 70 회/min

RR 20 회/min, BT 26.5 ℃

G/A) Acute / Chronic / Not so ill-looking appearance

Alert / ( ) Mental status

M / N, M / D

Skin) Warm and dry, abnormal rash (-)

HEENT) Pale conjunctiva (-)

Icteric sclera (-)

Dried lip & mouth (-)

Neck) Supple

Palpable mass (-)

Chest & Heart) CBS s/c rale, RHB s/c murmur

Wheezing (-), thrill (-)

Abdomen) Soft / rigid and flat / distended

Normoactive / hyperactive / hypoactive bowel sound

Palpable mass (-)

Tenderness (-)

Back & Ext.) Pitting edema (-/-)

CVA tenderness (-/-)

LOM (-)

Pelvic exam.) Ext. genitalia (V / Vx) : free

Cervix : parous. clear

Uterus : AV. atrophied

Adnexae : free

(chroniike punch Bx. site

Impression :

invasive sq. cell ca

Plan : conization

등록번호		보험유형	3민짜방법
성 명	배성자	성별/나이	여/59
주민번호		과	
일 자		병 동	

경과기록지

날 짜	경 과 기 록	서 명
06.3.24	* G-index : not taken d/t Henopause	
	* PAP (♯ 05.12.30) at 이아산 신요일과	
	High grade SIL with features suspicious for	
	invasion (class Ⅲb, Ⅲc, Ⅳ)	
	* Punch Bx (06-1.12) <44-2006-00418>	
	• uterus, cervix punch Bx ;	
	Microinvasive squamous cell ca.	
	• note) The uterine cervix shows diffuse sq.cell	
	ca in situ with glandular involvement	
	and early stromal invasion, less than	
	1mm in depth	
	There is no lymphovascular invasion or	
	confluent growth.	
	Findings are consistent c microinvasive ca.	
	Cone Bx is recommended	
	* 양성 PCR-HPV screening <HP-2006-00061> (06.1.12)	
	• Screening test : positive	
	• Subtyping test : positive — type 16, 21	
	06.3.24	환자 보호자에게 심각함 Tx 필요하는 과 임상에서 pre-op. lab
	시행하고 gynon. consultation 하기로 함.	
	VHS 확인하여 op. 준비하기로함	
	06.3.24	환자·보호자에게 consultation 설명하였고 Ca 의심되어 종양과
	의뢰-동의함	

경과기록지

날 짜	경 과 기 록	서 명
06.7.26	Show 1st Case 의 Conization 시행하였다 V/S was stable 하고 general condition op. 에 적절함	~
06.7.27	< Operation note > 1. Name of operation : Conization 2. Name of operator operator : L.W. Han M.D 1st assistant : Y. H. Jung M.D 2nd assistant : Y. G. Cho M.D 3. Preoperative diagnosis Microinvasive squamous cell carcinoma in uterine cervix. 4. Postoperative diagnosis Microinvasive squamous cell carcinoma in uterine cervix 5. Anesthesia ↳ General anesthesia with O2 mask 6 operative findings and procedure 1) A lithotomy position was made. 2) Pelvic examination was done, and its finding were as follows. External genitalia was free, cervix was erosive uterus was anteverted and atrophied. Adnexae was free 3) Conization was done. 4) Bleeding was reassured by electrocoagulation	

경과기록지 †120290

등록번호		보험유형	제2상보험료
성 명	배성자	성별/나이	여/59
주민번호		과	
일 자		병 동	

경과기록지

날짜	경 과 기 록	서 명
06.01.27	⑦ Estimated blood loss was minimal	
	⑧ two piece of gauze was inserted to vaginal cavity	

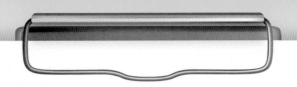

ISO 9002 Certified Lab　　검 사 결 과 보 고 서

20060325-138-5008

의뢰기관	정일병원		기관기호		주 치 의	
성　명	배선자	（여 / 61）	주민번호	460719-2******	검체채취일시	2006/03/24
등록번호	**10356418**		진료과		검사의뢰일시	2006/03/25 15:17
검　체 종　류	Serum		병　동	W82	검사보고일시	2006/03/27 18:51

임상정보/기타: 128-0648384031

분류코드	검　사　항　목	검　사　결　과	참　고　치
나430 C4300005	SCC(TA-4)	0.73	0 ~ 2 ng/mL

* 검사보고 완료입니다. *

진단검사의학과 전문의:

본 검사실은 대한진단검사의학회(KSLM)의 신임인증을 받은 우수 검사실로서 결과의 정확성과 신빙도를 보증합니다.

전 문 의 :
병 리 사 :　13
검체담당

검체검사기관기호 : 41303059
대표전화 : 031) 260-9600
http://www.gcrl.co.kr
GRQR-001　Rev. (4) 2005. 7.

Green Cross Reference Lab.
의료법인 녹십자 SINCE1982
경기도 용인시 기흥구 보정동 314번지

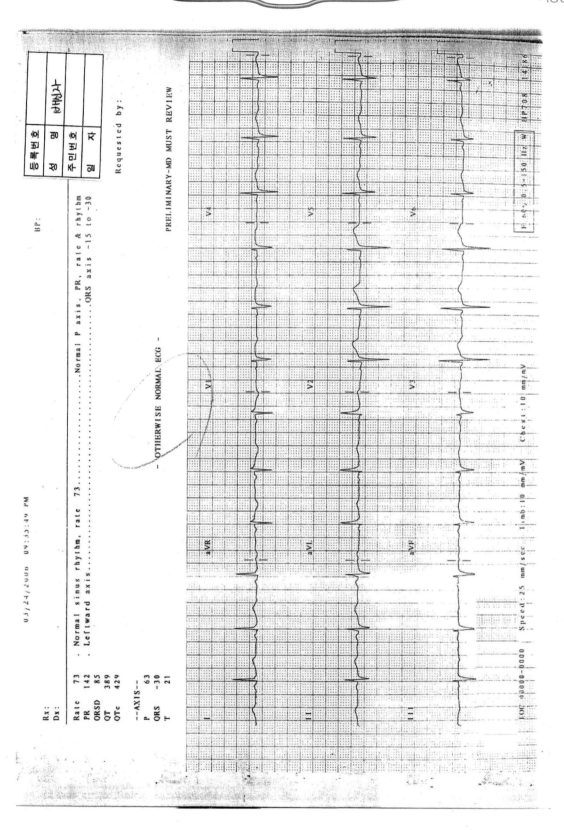

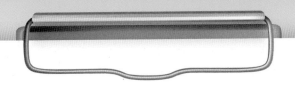

등록번호		보험유형	게임엔정1심
성 명	백성자	성별/나이	여/59
주민번호		과	
일 자		병 동	

퇴원통합결과보고서

출력일:2006.03.28   PAGE: 32:31

진료과 : OBGY   처방의사 :   보고의사 :
처방일자 : 2006.03.24   접수일자 : 2006.03.24   보고일자 : 2006.03.25
L3B : Centaur(자동화검사)
HBs Ag(CLIA) :Negative(< 0.10/1.0)   Anti-HBs(CLI :Positive(93)

진료과 : OBGY   처방의사 :   보고의사 :
처방일자 : 2006.03.24   접수일자 : 2006.03.24   보고일자 : 2006.03.28
L52 : HIV, HCV
Anti-HIV I/I :Negative(0.042/0.535)

진료과 : OBGY   처방의사 :   보고의사 :
처방일자 : 2006.03.24   접수일자 : 2006.03.24   보고일자 : 2006.
L53 : VDRL 검사
VDRL.qual(Se :Non-Reactive

진료과 : OBGY   처방의사 :   보고의사 : 김
처방일자 : 2006.03.24   접수일자 : 2006.03.24   보고일자 : 2006.   24
L70 : 혈액은행(일반)
Front typing :A   Back typing :A
ABO typing   :A   Rh(D) typing :+
Ab Screening :NEGATIVE

진료과 : OBGY   처방의사 :   보고의사 : 김
처방일자 : 2006.03.26   접수일자 : 2006.03.26   보고일자 : 2006.03.26
L70 : 혈액은행(일반)
Front typing :A   Back typing :A
ABO typing   :A   Rh(D) typing :+
Ab Screening :NEGATIVE

진료과 : OBGY   처방의사 :   보고의사 :
처방일자 : 2006.03.24   접수일자 : 2006.03.24   보고일자 : 2006.03.24
L80 : 응급 CBC
WBC   :6.4 x10³/㎕   [3.7 ~10.0]   RBC   :4.28 x10^6/㎕   [4.0 ~5.0
Hb   :13.3 g/dL   [12.0~15.0]   Hct   :39.7 %   [35.0~45.0
MCV   :92.8 fL   [80 ~99]   MCH   :31.1 pg   [26 ~32
MCHC   :33.5 g/dL   [32 ~36]   RDW   :13.0 %   [11.3~15.5
PDW   :9.3 %   [9.3 ~16.0]   Platelet cou :319 x10³/㎕   [140 ~400
Segmented ne :46.1 %   [40 ~75]   Eosinophil   :2.5 %   [0 ~7
Basophil   :0.3 %   [0 ~2]   Lymphocyte   :46.3 %   [17 ~48
Monocyte   :4.8 %   [3 ~9]

진료과 : OBGY   처방의사 :   보고의사 :
처방일자 : 2006.03.28   접수일자 : 2006.03.28   보고일자 : 2006.
L80 : 응급 CBC
WBC   :10.3 x10³/㎕ ▲[3.7 ~10.0] RBC   :3.75 x10^6/㎕ ▼[4.0 ~5.0
Hb   :11.6 g/dL   ▼[12.0~15.0] Hct   :34.7 %   ▼   ~45.0
MCV   :92.5 fL   [80 ~99]   MCH   :30.9 pg   [26 ~32
MCHC   :33.4 g/dL   [32 ~36]   RDW   :13.2 %   [11.3~15.5
PDW   :10.0 %   [9.3 ~16.0]   Platelet cou :263 x10³/㎕   [140 ~400
Segmented ne :69.1 %   [40 ~75]   Eosinophil   :1.7 %   [0 ~7
Basophil   :0.2 %   [0 ~2]   Lymphocyte   :23.3 %   [17 ~48
Monocyte   :5.7 %   [3 ~9]

진료과 : OBGY   처방의사 :   보고의사 :
                                    다음 페이지에 계속

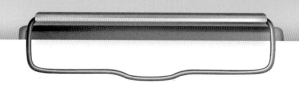

등록번호		보험유형	회망망맛맘
성 명	배싱자	성별/나이	여/58
주민번호		과	
일 자		병 동	

퇴원통합결과보고서

출력일:2006.03.28　　　PAGE: 33:32

처방일자 : 2006.03.24　　접수일자 : 2006.03.24　　　　보고일자 : 2006.03.24
L81 : 응급 혈액응고
PT(sec)　　:11.8 sec　　　[10.5 ~13.5]　PT(%)　　:103.5 %　　　[74.9 ~150.
PT(INR)　　:0.98 INR　　　　　　　　　　aPTT　　　:37.6 sec　　　[25.3 ~39.5

진료과　: OBGY　　　　　처방의사 : 전순례　　　　　보고의사 : 김영아/선영규
처방일자 : 2006.03.24　　접수일자 : 2006.03.24　　　보고일자 : 2006.03.24
L82 : 응급 화학
Total Protei :7.0 g/dL　　[5.8 ~8.1]　Albumin　　:4.5 g/dL　　[3.8 ~5.1
AST(GOT)　:19 IU/L　　　　[8 ~38]　ALT(GPT)　:16 IU/L　　　[~46
Glucose AC(b':133 mg/dL　▲[70 ~110]　BUN　　　:16 mg/dL　　[5 ~23
Creatinine　:0.7 mg/dL　　[0.6 ~1.2]　Na　　　　:139 mmol/L　[135 ~145
K　　　　:4.0 mmol/L　　[3.5 ~5.5]　Cl　　　　:104 mmol/L　[98 ~110
T-CO2　　:25.6 mmol/L　　[22.0 ~28.0]

진료과　: OBGY　　　　　처방의사 : 전순례　　　　　보고의사 : 김영아/선영규
처방일자 : 2006.03.24　　접수일자 : 2006.03.24　　　보고일자 : 2006.03.24
L84 : 응급UA
Color　　:Straw　　　[~Yello]　Turbidity　:Clear　　　[~clear
SG　　　:1.025　　　[1.003~1.030]　pH　　　　:5.5　　　　[5.0 ~8.5
Protein　:-　　　　　[~A102]　Glucose　:-　　　　　[~A102
Nitrite　:-　　　　　[~A102]　Ketone　:-　　　　　[~A102
Urobilinogen :0.1 EU/dL　[~0.1]　Bilirubin　:-　　　　[~A102
Blood　　:+/-　　　　[~A102]　WBC　　　:+/-　　　　[~A102
Pregnancy te :Negative

** 본 검사실은 대한임상병리학회의 신임 인증을 받은 우수검사실로서
　결과의 정확성 및 신빙도를 보증합니다. **

진료과　: OBGY　　　　　처방의사 :　　　　　　보고의사 :
처방일자 : 2006.03.24　　접수일자 : 2006.03.24　　　보고일자 : 2006.03.25
RGO : 일반파트
【CHEST PA】

판독결과 :
　No remarkable findings.

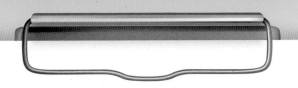

등록번호		보험유형	건강보험
성 명	배신자	성별/나이	여/59
주민번호		과	
일 자		병 동	

수술 및 마취(검사)신청서

병동 / 진료과   년 월 일

진 단 명: 자궁경부 미세침윤 편평상피세포암

수술 / 검사 명: 자궁적출술 개복

마 취: ☑ 전신마취   ☐ 부분마취   ☐ 국소마취

기 왕 력: 특이체질   고저혈압   심장병

           당뇨병   출혈소인   마약사고   알레르기

약부작용 및 사고: 기 타:

수술 및 마취(검사)의 필요성, 내용, 예상되는 합병증 및 후유증에 대한 설명:

     06 년 11 월 25 일

주치의 또는 설명 의사:

본인은 본인 (또는 환자)에 대한 수술 및 마취(검사)의 필요성, 내용 및 예상되는 합병증과 후유증에 대하여 자세한 설명을 의사로부터 들었으며 본 수술 및 마취(검사)로써 불가항력적으로 합병증이 야기될 수 있다는 것과, 또는 본인의 특이 체질로 우발적 사고가 일어날 수도 있다는 것에 대한 사전 설명을 충분히 듣고 이해하였으며, 수술에 협력할 것을 서약하고 상기에 따른 의학적 처리를 주치의 판단에 위임하여, 수술 및 마취(또는 검사)를 하는데 동의 합니다.

환자 또는 대리인 (관계 :   ) 배신자 (인)   주민등록번호:

주 소: 노원구 월계4동   전화번호: 02-

보 증 인: 주민등록번호: 740730 -

주 소: 수민동 30아 - 14   전화번호: 010.

       년   월   일

병원장 귀 하

수술 및 마취(검사)신청서 ₸ 100070

등록번호		보험유형	건강보험
성 명	배신자	성별/나이	여/59
주민번호		과	
일 자		병 동	

수술전처치 및 간호상태 확인표

병동 / 진료과   2006 년월일

수술실 도착시간 8:46

감염여부   ☐ HBsAg   ☐ VDRL   ☐ HIV   ☐ 기타   ☑ 해당없음

알레르기 여부 ☑ 없음   ☐ 있음(   )

확 인 내 용	간 호 단 위			수 술 실		
	예	아니오	해당없음	예	아니오	해당없음
환자확인	✓			✓		
수술동의서 ~~HD~~ ~~HPO~~ 기록지첨	✓			✓		
금식 (시간: MN NPO)	✓			✓		
활력 징후(T: 36 P: 80 R: 70 BP: 117/80)	✓			✓		
수술전투약 Glycopyrrolate 0.1mg	✓			✓		
Midazolam 2.0mg IM.	✓			✓		
의치, 안경, 콘택트렌즈, 보청기 제거 및 의안 확인	✓			✓		
장신구 제거(핀, 반지, 시계, 목걸이, 귀걸이)	✓			✓		
화장제거(메니큐어, 페디큐어 포함)	✓			✓		
환의착용(속옷, 양말 제거)	✓			✓		
수술전 검사(CBC, BT, LFT, UA, ECG, Chest X-ray)	✓			✓		
혈액준비(예약 및 혈액형 결과지 확인) P-RBC 3u	✓			✓		
수술부위 피부준비 perineum area	✓			✓		
유치카테터 삽입/자연배뇨 확인	✓			✓		✓
위관삽입			✓			
관장 S-S enema	✓			✓		
- 수술 부위 표식 유무			✓			✓

보내는 물품 및 약품 : ☑ 없음   ☐ 있음 (   )

☑ 의무기록(copy) ☐ 진료카드   ☐ 필름   ☐ 기타(   )

담당간호사(간호단위)   /(수술실)

수간호사(간호단위)

등록번호		보험유형	건강보험
성 명	배신자	성별/나이	여/51
주민번호		과	
일 자		병 동	

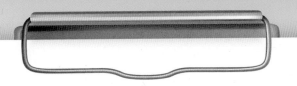

마취전 환자평가

병동 W82	호 59	침상 43	진료과 OBGY

술전 진단 : cancer, cervix uteri, unspecified

예정 수술 : Conization cervix

Height : 138.1 0   Weight : 55.4 0

Present & History of Medical Problem

Cardiovascular :   Pulmonary :

Hepatic :   Endocrine :

Renal :   Neurologic :

Allergies :   Pregnant :

Alcohol/Smoking :

　 :

투약 :   수술(마취)기왕력:

Physical Examination

Vital Sign :

　BP 120 0 80 mmHg PR 90 회/min   RR   회/min BT   ℃

Heart :   0   Lungs :

Airway   Teeth :

Extrimities :   Neurologic :

Others :

Laboratory Data

( )(WBC/Hg/Hct/Platelets): 6.2 / 3.84 / 12.1

Electrolytes(Na/K/Cl): _ 138 / 4.0 / 104   BUN/Cr: 17 / 0.8

U/A(SG, Glucose, Protein): _ 1.028 / -(-)

LFT: SGOT/PT: 18 / 14   T-Bil: 0.3   B-Sugar:

EKG: NSR

CXR: NAD

ABGA(pH/PCO2/PO2/SaO2/BE/FiO2):

PFT(FEV1,FVC,FEV1/FVC):

Echo:

Others :

Anesthesia Plan :   전신마취

2006년03월27일   작성자 ＿＿＿ (인)

마취전 환자평가 †121070

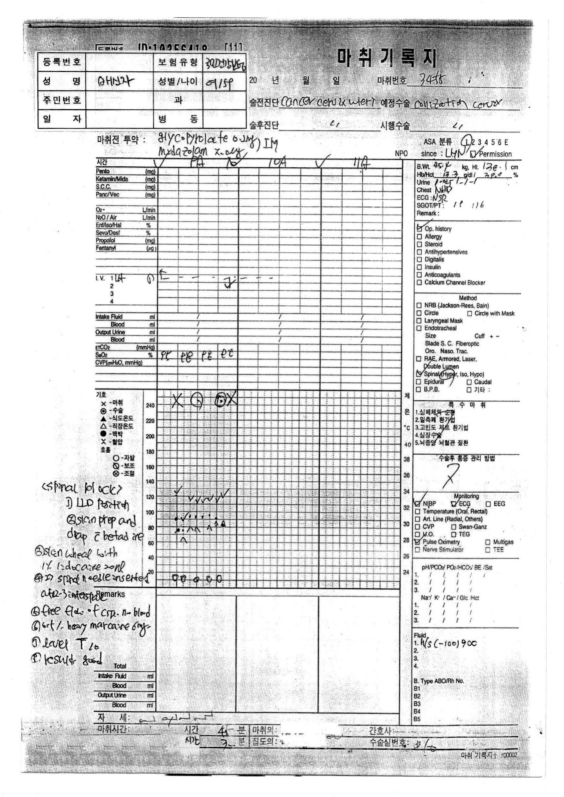

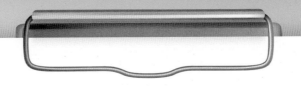

등록번호		보험유형	의료급여
성 명	배8사	성별/나이	여/59
주민번호		과	
일 자		병 동	

<수술기록지>

2006.03.27
1/1

병상:W82-59-43	진료과:OBGY	외 래:
수술일:2006.03.27	수술과:OBGY	집도의:
제1보조의:	제2보조의:	제3보조의:
마취의:	마취방법:General	
소독간호사.	순환간호사:	

수술전 진단명:Microinvasive squamous cell carcinoma of uterine cervix

수술후 진단명:Microinvasive squamous cell carcinoma of uterine cervix

수술명:

Cervical conization followed by electric cauterization

수술관찰소견:

Pelvic examination revealed normal external genitalia and vagina. The cervix was in status of mild erosion. The uterus was normal in size and anteroverted.

수술방법 및 절차:

Under the spinal anesthesia with oxygen mask and with the patient in lithotomy position, the perineum and vagina was painted and draped in a usual manner after urinary catheterization. Pelvic examination revealed normal external genitalia and vagina. The cervix was in status of mild erosion. The uterus was normal in size and anteroverted. The weighted retractor and right-angle retractor were inserted into the vagina. Then grasping the left and right edge of cervical lips with tenaculum, conization of the cervix was performed including transformation zone. Hemostasis was controlled by electrical cauterization and coagulation. A piece of gauze was inserted. Estimated blood loss was minimal. The patient tolerated the entire procedure well and was sent to the recovery room in a stable condition.

조직검사: 무   배농/배액: 무   패드확인: 무

기록자 서명: 집도의 서명: 인   끝

수술기록지 † 120320

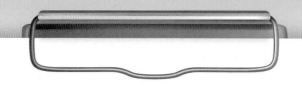

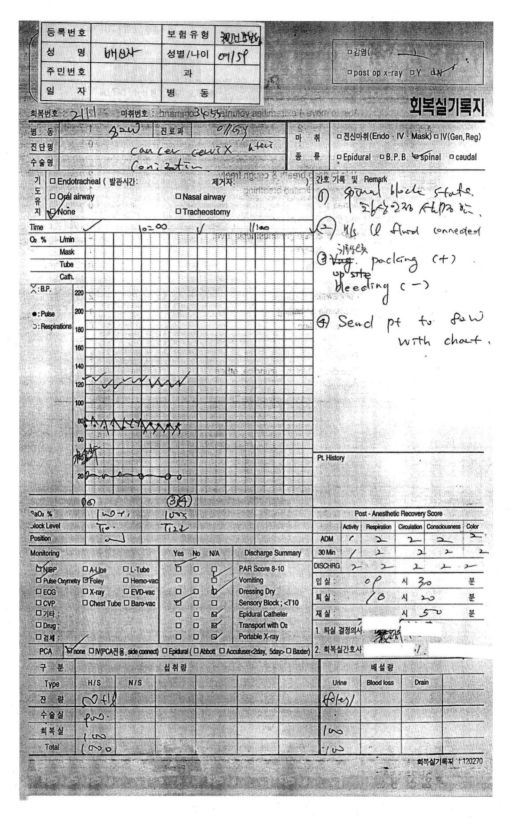

회복실기록지 †120270

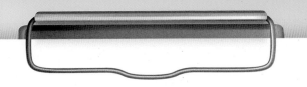

등록번호		보험유형	
성 명	바선자	성별/나이	여/15
주민번호		과	
일 자		병 동	

투약기록지

병동/진료과   2006 년월일

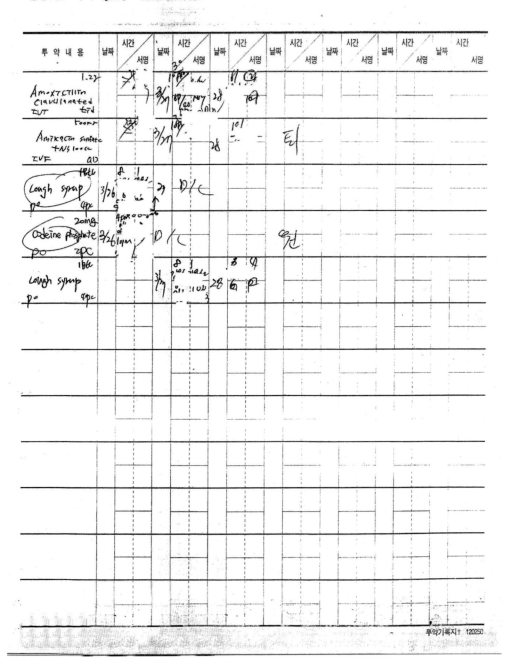

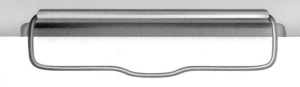

등록번호		보험유형	301건감경감50
성 명	배상자	성별/나이	여/59
주민번호		과	
일 자		병 동	

'77 (子)
06 (米)

임상관찰기록지

Gpmal a.

| 병동 / 진료과 | | 년월일 |

200**6** 년	3월 24일	3월 25일	월 26일	월 27일	월 28일	월 일	월 일
입원일수	1	2	3	4	5		
수술후 일수							
	13.3	OP		F↑ VCR VGL	OP		
시 간	7PM 10	10 5 10	1 5 10	8 5 10	10 5 10		

맥박	체온
150	40.0
140	39.5
130	39.0
120	38.5
110	38.0
100	37.5
90	37.0
80	36.5
70	36.0
60	35.5
50	35.0

호 흡	20	20	20	20	20	20	20	20	20	20	20	20

수축기혈압/이완기혈압	체중/신장	45.4kg/174cm

복위/흉위/두위					34.48		
식이(섭취열량)	GD	GD	GD	GD	GD		

	경 구							
섭 취 량	정맥주입				100			
					400 800			
	혈 액							
	총섭취량							

	소 변				300 700			
배 설 량	구 토							
	배 액				pad 7= 3	7=		
	기 타				111	1		
	대 변	0		0	0			
	총배설량							

임상관찰기록지 + 120190

52

등록번호		보험유형	300이강?
성 명	배ㅇ자	성별/나이	여/58
주민번호		과	
일 자		병 동	

간호기록지

병동 / 진료과   년월일

년월일	시간	투약 및 처치	간 호 내 용	서 명
2000 2/24	3.30 PM		Admitted via OPD/ER by wheel chair/ stretcher cart/ on foot	
			CC: "Cone bx 하러왔어요"	
			Onset: 06년 이원	
			Phx:	
			# 1 S: "입원 하러 왔어요."	
			O: 환자 첫 입원/재 입원 임	
			P&I: (1)병동 Orientation 시행함(도난주의, 낙상방지,	
			Call bell, 가스 및 전열기구 사용금지, 화재방지,	
			금연, 면회시간 및 식사시간, 진단서 발급 등등....)	
			(2)V/S Check(BP:120/70 PR: 64 BT: 37 RR:20)	
			(3)Notify to Dr. 강ㅇㅇ	
			(4)환자 식사(GD) 입력함	
			E: 환자, 보호자 입원시 간호 및 교육 내용에 대해	
			이해하고 동의하여 간호정보 조사지에 서명함.	
	9PM		불편감 및 특이호소 없으시며 침상안정 경향	
	9PM	Pelvic exam was done		
	9:40PM	chest PA 그 EKG checked		
	MN		수면중 임	
2/25	5AM		밤동안 불편감 호소 없이 수면 잘 취함	
	8AM	#3	S: 왼쪽 어깨가 너무 아파	
			PR2: Notify to Dr. 3왕ㅇ	
	2PM	ketoprofen patch apply 함		
	4PM	#3	S: "파스 붙여도 어깨는 계속아파요"	
			O: left Shoulder pain 호소하여 호소내용 심하게 아프지는않다고함	
			left shoulder patch (ketoprofen) 붙여진 상태이며 대굴 한다는	
			말씀	
			P&I: pain 증가하거나 condition change 있을경우 간호사에게	

간호기록지† 120020

간호기록지

년월일	시간	투약 및 처치	간 호 내 용	서 명
2006 7/25	4pm	#3	죽식 섭취량 시 설명함	
	6pm	Amoxicillin clavulanate 1.5g AST 시행함 (R: negative)		
	9pm	#3	E) 파스 붙여 단뒤 어깨가 많이 불편원짐 설명이라함	
			Rt. shoulder pain 타진 없으며 ambulation 중임	
	MN	#3	E) Rt shoulder pain 증가 없으며	
			수면 취하였음	
7/26	6Am		잘 잠 특이 호소 없음	
	8Am	#3	E) Rt. shoulder pain sx 증가 없음	
			bed rest now	
	2pm		complaint 없이 resting now	
	3pm	#6개 #	Rt shoulder pain S 증가 없으며, 특이 호소 없이 ambulation 중임	
	4pm		S) "기침이 너무 많이 나와서 힘들어"	
			"기침약 좀 더 줘요"	
			O) 박사 좀이 기침이 특히 심하고 기침으로 sx 잘 못들고 있음	
			cough syr. 복용중임	
			P&I) Notify to Dr. 정○○	
			codeine phosphate 40mg #2 p.o 복용 시킴	
	9pm		S-S enema 시행함 (R: small amount)	
	9 40 pm		S-S enema 시행함 (R: moderate)	
	10pm	#2	S) "내일 수술 하려고 하니까 떨려요"	
			O) 긴장스런 얼굴표정 취하고 있음	
			P&I) 수술 과정 알려줌 이용하여 수술 전·중·후 간호 내용 교육하고 정서적 지지 하여줌	
			MN NPO 교육함	
	MN	#2	DOE: 침상위 지내나 수면 취하였음	
			coughing observation 되고 있음	
7/27	6Am	H/S	주입 중 start on 6 Am	
			수술실 연락 설명하였음	
	8Am	Glycopyrrolate 0.2mg Midazolam 2.0mg) IM injected		
			send pt to OR after self voiding	

간호기록지† 120020

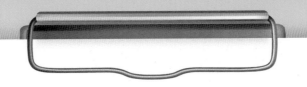

등록번호			보험유형	건강보험(산정특례)	
성 명	배신사		성별/나이	여/59	
주민번호			과		
일 자			병 동		

간호기록지

병동 / 진료과   2006 년월일

년월일	시간	투약및처치	간호내용	서명
3/21	8pm		chart by stretcher cart	
	오후 8시		수술실용 수술부위약인함	
	10시 30분		Return from RR by stretcher cart	
			V/S : 120/90 - 70 - 20 - 36℃ checked. Anesthesia : spinal	
			H/S U 달고옴	
			op name : conization	
			vaginal gauze packing state	
			No active vaginal bleeding	
			foley catheter keep state	
			금식 5.O.W → UD / SD 씩이 진행 달을 설명함	
			flat position 6시간 동안 취하라 설명함	
			both leg motor & sense good	
	2pm	#3	O : pt pain sx 호소	
			R2 : ketorolac 30mg + N/S 10cc iv injected	
			foley catheter keep state 중 urine color clear함	
	4pm	#3	O : pain 호소 없으며 no head elevation 유지중	
			foley cath 유지 중이며 urine color clear함	
			no active vag. bleeding	
			P&I : pain H 없으므로 관	
	6시 30분	foley	cath removed	
			동 소변을 참으라고 4시간 뒤 self voiding 격려함	
			양 check 하여 과도시에 알리도록 함	
	9pm		복부 경도의 GT trouble 하여 없음	
			Vag. bleeding pad 1/2 가량 있음	
			gauze paking 유지중 notify to Dr. 조재호	
			pad count 하며 observation 중 예정임	
	10pm		self voiding 320 cc 시원하게 봄	

간호기록지† 120020
납품 2002. 5.

간호기록지

년월일	시간	투약 및 처치	간호내용	서명
2006 3/27	10pm		Notify to Dr. 조에게 ───────	∝
	11PM		sleeping now ────────	
3/28	9AM	#3	E: Op Site pain 호소없이 수면 양호함 ────	
			vaginal gauze packing 되어 있으나 pad 1/3 정도	
			젖는정도의 bleeding 양상 보임 ────────	
	9AM	#5.	S. "저 퇴원하래요."	
			O. 회진 후 퇴원 결정나고 처방남	
			P+2. 퇴원간호기록지를 이용하여 퇴원약 및 간호에 대해	
			설명하고 환자 및 보호자가 이해하고 서명함 ────	
			챠트 정리하여 심사실로 내림 ────────	

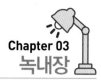
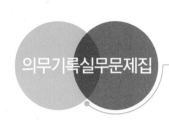

의무기록실무문제집

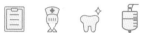

※ 김건물 환자의 chart를 보고 물음에 답하시오.

01 다음 의무기록의 내용으로 틀린 것은?

① 환자는 3월 23일 레이저 말초 홍채 절개술을 하기로 하였다.

② 환자는 3월 23일 혈관조영술, 황반두께, 시신경 검사를 하였다.

③ 환자의 3월 23일 안압은 우측 2, 좌측 17이었다.

④ 환자는 2020년 6월 2일 뇌하수체 안장부위를 MTI 촬영하였다.

⑤ 3월 2일 안경을 착용하지 않은 우측 나안 시력은 0.7이었다.

02 약어의 내용으로 틀린 것은?

① RAPD: Relative Afferent Pupillary Defect

② IOP: Intraocular Pressure

③ PAC: Primary Angle Closure

④ ACG: Angel Closure Glaucoma

⑤ LPI: Laser Peripheral Irrdectomy

> 해설 ▶ ACG: angle closure glaucoma

03 환자의 과거력 내용으로 올바른 것은?

① 당뇨와 고혈압이 있다.

② 안과 수술력이 있다.

③ 간염은 없고 천식이 있다.

④ 부정맥은 없고 결핵은 없다.

⑤ 고프로락틴혈증이 있다.

04 환자의 과거력에 대한 코딩이 올바른 것은?

① Z86.7

② J32.9

③ Z87.0

④ Z87.8

⑤ Z85.9

05 초진 의무기록에 대한 내용으로 틀린 것은?

① 라스케열 낭종을 과거력으로 가지고 있다.

② 우측의 눈이 폐쇄각 녹내장이다.

③ 왼쪽눈 시신경 유두 부분이 부어 있다.

④ 왼쪽 눈에는 상대적 구심성 동공결손 검사를 했다.

⑤ 우측 안압은 14이다.

06 환자의 의무기록에 대한 내용으로 틀린 것은?

① 내원시 혈압은 151이다.

② 안검과 결막은 정상이다.

③ 전방각으로 인해 안압이 올랐다.

④ 외래 끝나고 백내장 수술을 하기로 하였다.

⑤ 수술 후 전방의 깊이가 얕다.

7 재진기록지에 대한 내용으로 올바른 것은?

① 우측 각막만 깨끗하다.

② 3월 31일 우측눈에서 날파리가 날아다닌다고 환자가 말했다.

③ 안압은 재진기간동안 18이었다.

④ 시력은 양쪽 눈이 나빠지고 있다.

⑤ 5월 12일 염증이 회복되면 레이저 치료를 고려한다고 하였다.

08 재원기간동안 시행한 검사가 아닌 것은?

① 시력검사   ② sellar MRI

③ 시야검사   ④ 황반두께검사

⑤ 혈관조영술

09 레이저 시술 후 우측 눈이 염증으로 폐쇄되어 있었던 재진일은?

① 4월 14일   ② 4월 7일

③ 5월 12일   ④ 7월 14일

⑤ 7월 28일

10 환자의 진단명에 따른 코딩이 올바른 것은?

① H40.29   ② H40.1

③ H35.6   ④ H40.3

⑤ H40.22

외래초진기록지

등록번호: 4045282

주민번호: 741213-2****** 여: 46세

환자명: 김건물

진료일: 2021-03-23

C/C: angel closure(OU) R/O disc swelling(OS)

기타 C/C

과거력

      Diabete mellitus ■NO   □Yes

      Pul.Tbc   ■NO   □Yes

      Hypertension   ■NO   □Yes

      Hepatitis   ■NO   □Yes

      Drug allergy   ■NO   □Yes "yes"룰 선택시 구체적인 항생제 계열도 선택해주세요.

           □ penicillin   □ Sulfonamide   □ Cephalosporin

           □ other

      Allergy   ■NO □Yes

      Ophthalmologic OP History ■NO   □Yes

      Arrhythmia/asthma(-/-)

      Hyperprolactinemia. Rathke cleft cyst****

      Old Tbc 30세 초반

      Chronic sinusitis

      No Glasses Hx

No Prev. ocular trauma /op Hx

PHx:none

PI: 상환 내원 2달전부터 OU의 통증. headache 나타나 1일 가량 지속되었으며 내원 전일 새벽 나타난 OU 통증 및 시야흐림으로 단국대 병원 응급실 내원하여 OU angle closure glaucoma, Left Optic nerve 염증 소견 듣고 전신스테로이제 치료 및 cataract operation 및 Laser 치료 권유 받았으나 환자 본원에서 진료를 원하여 금일 외래 내원함

진통제 외 약 없음

Current Mx

None

단국대 병원에서 시행한 initial BP 200대 였다고 함

단국대 CT CD 지참

의뢰서 상 IOP 24/17

A/C: PAC 1/8CT(OD) 1/16(OS)

RAPD(OS)

Ishiharsa 10/21(OU)

Sellar MRI(20.06.02):No remarkable change in the Rathke's remnant

No newly appearing lesion

Visual acuity									
R					L				
SC	CC	SC(Allen)	CC(Allen)	C auto	SC	CC	SC(Allen)	CC(Allen)	C auto
0.6				1.0	0.3				1.0

비고 R +2.25 -1.00 83   비고 L +2.00 -0.75 90

intraocular pressure (NCT)		
1차	R	L
2차	14	11

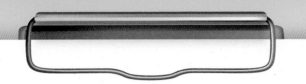

intraocular pressure			각막중심부 두께	
	R	L	R	L
	12ct 11.4cl	11ct 9.0d	526	526

신체검진

General appearance ■normal　　☐ abnormal

Skin　　　　　　　　■normal　　☐ abnormal

HEENT　　　　　　　■normal　　☐ abnormal

Neck　　　　　　　　■normal　　☐ abnormal

Chest/lung　　　　　■normal　　☐ abnormal

Heart　　　　　　　　■normal　　☐ abnormal

Abdomen　　　　　　■normal　　☐ abnormal

Back and extremity ■normal　　☐ abnormal

Progress 본원 내원 시 SBP 151

　　　　Lids: neg(OU)

　　　　Conj: neg(OU)

　　　　Cornea: clear(OU)

　　　　A/C: shallow and occludable(OU) PAC <14CT(OU)

　　　　Pupil: well rx to light(OU) no def RAPD(OU)****

　　　　Lens: mid NSC(OU)

　　　　F(90D): vcdr 05-6(OD) 0.5(OS) sl hyperemic(OS)

　　　　CASIA, IOL_M 비급여 설명함

　　　　No dil****

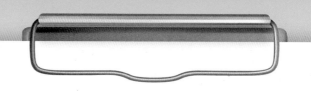

Advice: anterior chamber angel이 좁아져 있는 상태이며 좁아진 anterior chamber angel으로 인해 aqueous fluid가 원활하지 않아 intraocular pressure이 급격하게 오른 것으로 보입니다.

anterior chamber angel이 좁아진 이유는 자연 수정체가 커지기 때문이며 먼저 laser를 시도해서 anterior chamber angel을 넓히는 시도를 하고 laser로 조절되지 않을 경우 Cataract 수술이 필요할 수 있습니다.

angle closure glaucoma 이시며 가족력이 있을 수 있으므로 형제 자매 분들도 검사를 해 보실 필요가 있습니다.

외래 끝나고 LPI(OU) stat by PH

-pilocarpine 점안하지 않고 진행합니다.

-Laser 직전 alphagan 1 drop OU

Return □ 1 day □ 1— month □ 3 months □ 4 months

□ 6 months □ 1ys other

기록자명: 김기계

기능검사결과(I/F형)

등록번호: 4045282

주민번호: 741213-2****** 여: 46세

환자명: 김건물   진료일: 2021-03-23

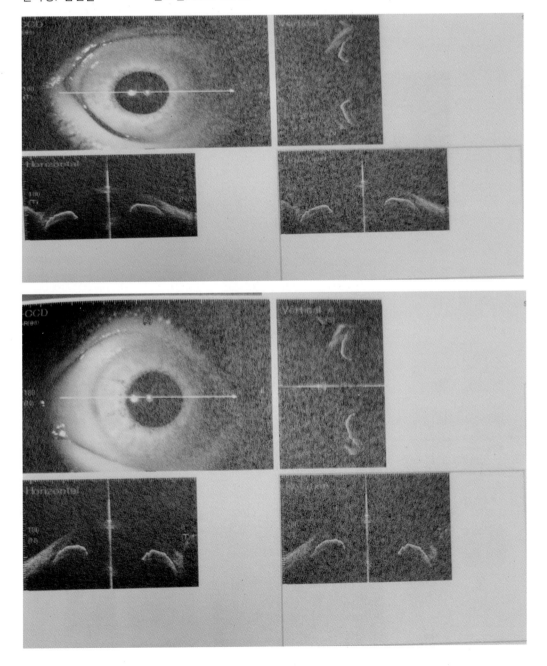

기능검사결과(I/F형)

등록번호: 4045282

주민번호: 741213-2****** 여: 46세

환자명: 김건물   진료일: 2021-03-23

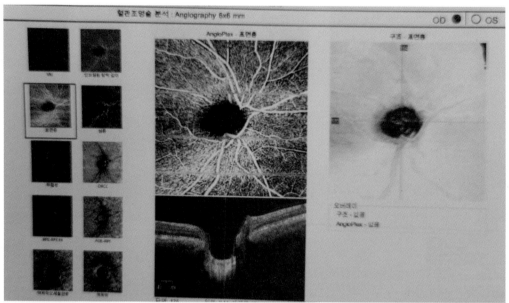

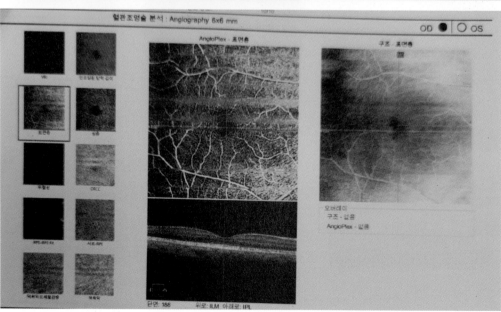

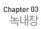

기능검사결과(I/F형)

등록번호: 4045282

주민번호: 741213-2****** 여: 46세

환자명: 김건물   진료일: 2021-03-23

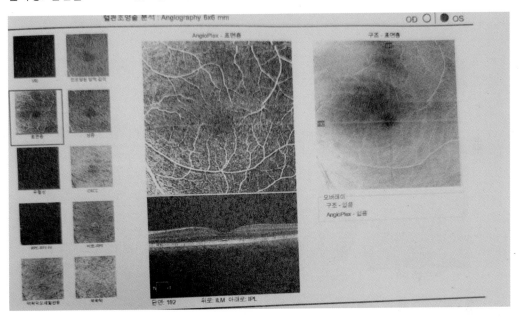

기능검사결과(I/F형)

등록번호: 4045282

주민번호: 741213-2****** 여: 46세

환자명: 김건물   진료일: 2021-03-23

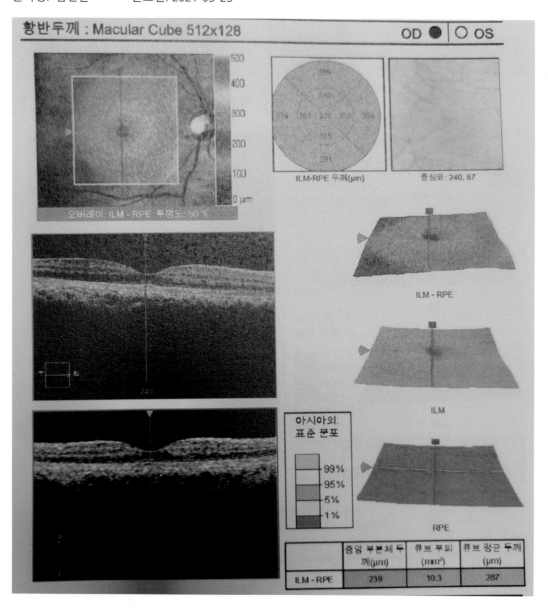

	중앙 부분체 두께(μm)	큐브 부피 (mm²)	큐브 평균 두께 (μm)
ILM - RPE	239	10.3	287

기능검사결과(I/F형)

등록번호: 4045282

주민번호: 741213-2****** 여: 46세

환자명: 김건물 　 진료일: 2021-03-23

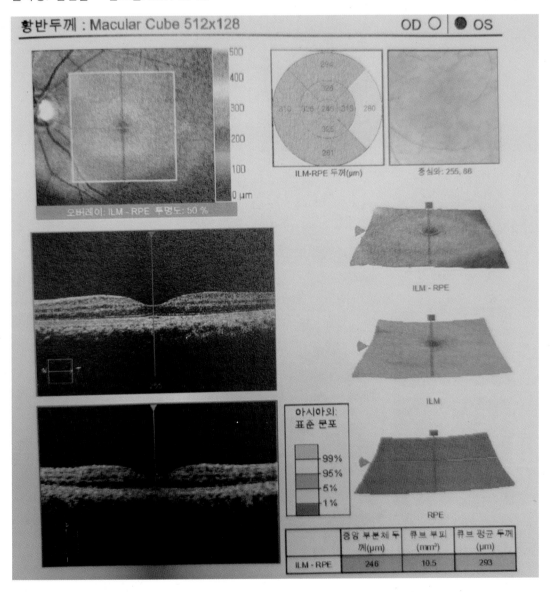

기능검사결과(I/F형)

등록번호: 4045282

주민번호: 741213-2****** 여: 46세

환자명: 김건물   진료일: 2021-03-23

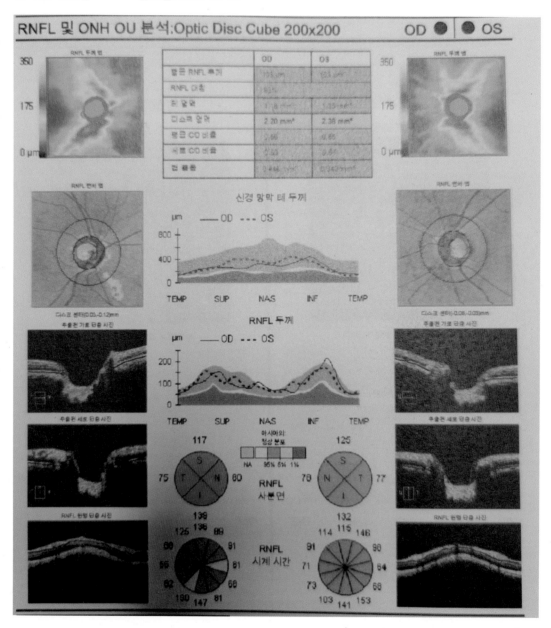

기능검사결과(I/F형)

등록번호: 4045282

주민번호: 741213-2****** 여: 46세

환자명: 김건물   진료일: 2021-03-23

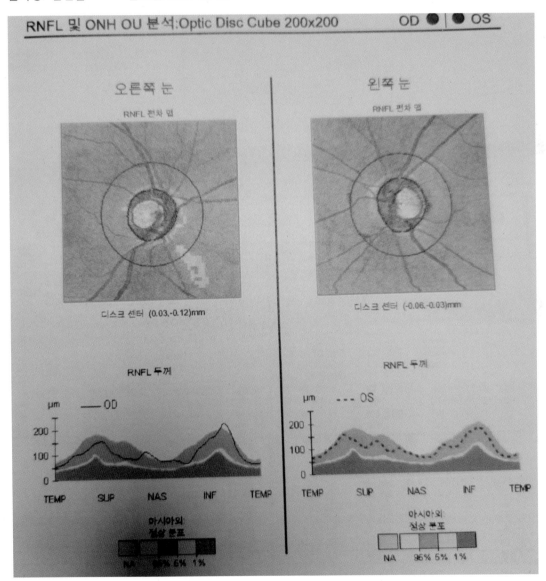

기능검사결과(I/F형)

등록번호: 4045282

주민번호: 741213-2****** 여: 46세

환자명: 김건물   진료일: 2021-03-23

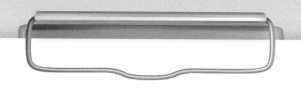

OD 오른쪽	IOL 계산		OS 왼쪽

눈상태

LS: 휴수정체	VS: 유리체	LS: 휴수정체	VS: 유리체
Ref: —	VA: —	Ref: —	VA: —
LVC: 치료받지 않음	LVC 모드: -	LVC: 치료받지 않음	LVC 모드: -
목표 굴절: plano	SIA: +0.00 D @ 0°	목표 굴절: plano	SIA: +0.00 D @ 0°

상처 계측값

AL: 22.49 mm	SD: 10 µm	AL: 22.42 mm	SD: 9 µm
ACD: 2.06 mm	SD: 8 µm	ACD: 2.05 mm	SD: 6 µm
LT: 5.59 mm	SD: 27 µm	LT: 5.55 mm	SD: 13 µm
WTW: 11.4 mm		WTW: 11.5 mm	
SE: 44.35 D (!) SD: 0.01 D	K1: 44.05 D @162°	SE: 44.31 D SD: 0.01 D	K1: 43.97 D @ 16°
ΔK: -0.62 D @162°	K2: 44.66 D @ 72°	ΔK: -0.69 D @ 16°	K2: 44.66 D @106°
TSE: 44.19 D (!) SD: 0.15 D	TK1: 43.97 D @164°	TSE: 44.27 D SD: 0.05 D	TK1: 44.05 D @ 15°
ΔTK: -0.44 D @164°	TK2: 44.41 D @ 74°	ΔTK: -0.44 D @ 15°	TK2: 44.49 D @105°

K AMO Tecnis 1 ZCB00	K Bausch&Lomb Envista	K AMO Tecnis 1 ZCB00	K Bausch&Lomb Envista
- SRK®/T - A Const 119.30	- SRK®/T - A Const 119.10	- SRK®/T - A Const 119.30	- SRK®/T - A Const 119.10
IOL (D) Ref (D)	IOL (D) Ref (D)	IOL (D) Ref (D)	IOL (D) Ref (D)
+25.00 -0.59	+25.00 -0.80	+25.50 -0.74	+25.00 -0.60
+24.50 -0.25	+24.50 -0.46	+25.00 -0.39	+24.50 -0.26
+24.00 +0.09	+24.00 -0.11	+24.50 -0.05	+24.00 +0.09
+23.50 +0.42	+23.50 +0.23	+24.00 +0.29	+23.50 +0.43
+23.00 +0.75	+23.00 +0.57	+23.50 +0.62	+23.00 +0.76
+24.13 정상시	+23.84 정상시	+24.42 정상시	+24.13 정상시

K Rayner Superflex Asph 920 H	K AMO Sensar AR40E	K Rayner Superflex Asph 920 H	K AMO Sensar AR40E
- SRK®/T - A Const 118.30	- SRK®/T - A Const 118.70	- SRK®/T - A Const 118.30	- SRK®/T - A Const 118.70
IOL (D) Ref (D)	IOL (D) Ref (D)	IOL (D) Ref (D)	IOL (D) Ref (D)
— —	+24.50 -0.87	— —	+24.50 -0.67
— —	+24.00 -0.51	— —	+24.00 -0.31
— —	+23.50 -0.16	— —	+23.50 +0.04
+22.00 +0.5	+23.00 +0.19	+22.00 +0.70	+23.00 +0.38
+21.50 +0.8	+22.50 +0.53	+21.50 +1.05	+22.50 +0.73
+22.72 정상시	+23.27 정상시	+23.00 정상시	+23.55 정상시

Auto(R)

등록번호: 4045282

주민번호: 741213-2****** 여: 46세

환자명: 김건물   진료일: 2021-03-23

Right

Sph 2.25	Cyl -1.00	Ax 83
Sph 2.25	Cyl -1.00	Ax 83
Sph 2.25	Cyl -1.00	Ax 83
Ave 2.25	**Ave** -1.00	**Ave** 83

SE 1.75

R1 43.75	R1 7.71	**R1** 151
R2 44.00	R2 7.67	**R2** 61
Ave 44.00	Ave 7.69	
	CYL -0.25	CYL 151

Left

Sph 2.00	Cyl -0.75	Ax 91
Sph 2.00	Cyl -0.75	Ax 91
Sph 2.25	Cyl -0.75	Ax 90
Ave 2.00	**Ave** -0.75	**Ave** 91

SE 1.75

R1 43.50	R1 7.75	**R1** 20
R2 44.25	R2 7.63	**R2** 110
Ave 44.00	Ave 7.69	
	CYL -0.75	CYL 20

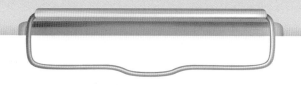

Visual field

등록번호: 4045282

주민번호: 741213-2****** 여: 46세

환자명: 김건물

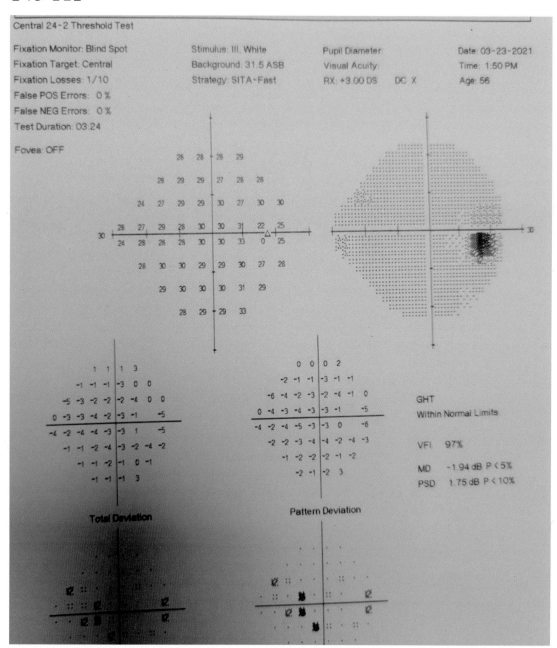

Visual field

등록번호: 4045282

주민번호: 741213-2****** 여: 46세

환자명: 김건물

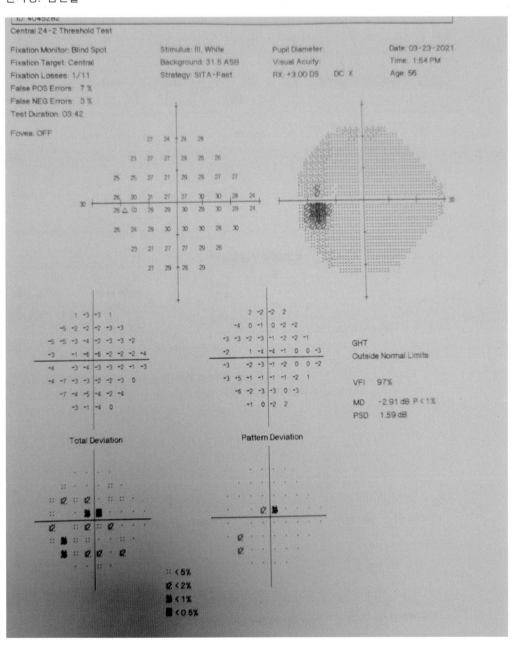

ID: 4045282
Central 24-2 Threshold Test

Fixation Monitor: Blind Spot	Stimulus: III, White	Pupil Diameter:
Fixation Target: Central	Background: 31.5 ASB	Visual Acuity:
Fixation Losses: 1/11	Strategy: SITA-Fast	RX: +3.00 DS DC X
False POS Errors: 7 %		
False NEG Errors: 3 %		
Test Duration: 03:42		

Date: 03-23-2021
Time: 1:54 PM
Age: 56

Fovea: OFF

Total Deviation

Pattern Deviation

GHT
Outside Normal Limits

VFI   97%

MD   -2.91 dB P < 1%
PSD   1.59 dB

:: < 5%
◪ < 2%
▨ < 1%
■ < 0.5%

외래 재진 기록

등록번호: 4045282

주민번호: 741213-2****** 여: 46세

환자명: 김건물   진료일: 2021-03-31

Visual acuity										
R					L					
SC	CC	SC(Allen)	CC(Allen)	C auto	SC	CC	SC(Allen)	CC(Allen)	C auto	
0.6					0.6					

비고 R   비고 L

intraocular pressure (NCT)		
1차	R	L
2차		

intraocular pressure			각막중심부 두께	
	R	L	R	L
GAT	13ct 12.7cl	11ct 10.0d		

Progress: S: Laser 하고 햇빛 보면 눈이 시려서 뜨기 힘들다.

　　　　　OS에 날파리 2마리가 날아다니는 것 처럼 보이는 것이 있어서 답답하다.

Impression

Advice

Medication

Return   ☐ 1 day   ☐ 1— month   ☐ 3 months   ☐ 4 months

　　　　　☐ 6 months ☐ 1ys other

기록자명: 김 기계

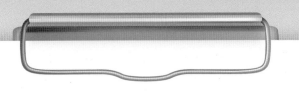
외래 재진 기록

등록번호: 4045282

주민번호: 741213-2****** 여: 46세

환자명: 김건물   진료일: 2021-03-31

Visual acuity									
R					L				
SC	CC	SC(Allen)	CC(Allen)	C auto	SC	CC	SC(Allen)	CC(Allen)	C auto
0.6					0.6				

비고 R   비고 L

intraocular pressure(NCT)		
1차	R	L
2차		

intraocular pressure			각막중심부 두께	
	R	L	R	L
GAT	13ct 12.7cl	11ct 10.0d		

Progress: laser F/U

　　　　　Cornea: clear(OU)

　　　　　A/C: sl shallow(OU) cell 1-2+(OU)

　　　　　Iris: patient PL at superotemp(OU)

　　　　　환자 전번 레이저 후 수납하지 않아 post laser 안약 처방 받지 않음

Impression

Advice   염증이 남아 있어 안약 사용 후 short term F/U하겠습니다.

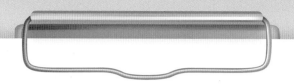

F/U 1 wk

IOP

Medication   add cravat qid(OU)

add F1 qid(OU)

add NHU PRN(OU)

Return   □ 1 day   □ 1— month   □ 3 months   □ 4 months

□ 6 months □ 1ys other

기록자명: 김기계

외래 재진 기록

등록번호: 4045282

주민번호: 741213-2****** 여: 46세

환자명: 김건물　진료일: 2021-04-07

Visual acuity										
R					L					
SC	CC	SC(Allen)	CC(Allen)	C auto	SC	CC	SC(Allen)	CC(Allen)	C auto	
0.6					0.5					

비고 R　　　　　　　　비고 L

intraocular pressure (NCT)		
1차	R	L
2차		

intraocular pressure			각막중심부 두께	
	R	L	R	L
GAT	12ct 10.1cl	11ct 9.4d		

Progress:　laser F/U

　　　　　Cornea: clear(OU)

　　　　　A/C: sl shallow(OU) cell 1-2+(OS)

　　　　　Iris: patient PL at superotemp(OU)

Impression

Advice　　OS 염증이 남아 있어 OS 안약 점안 유지합니다.

　　　　　엎드리거나 어두운 곳에서 근거리 작업은 피하시고 안구통증 및 두통이 동반되어

　　　　　시야흐림이 나타날 경우 바로 병원 내원하세요.

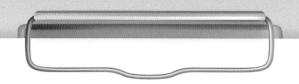

F/U 1 wk

IOP

Medication   add cravat qid(OU)→qid(OS)

add F1 qid(OU)→qid(OS)

add NHU PRN(OU)

Return   □ 1 day   □ 1— month   □ 3 months   □ 4 months

□ 6 months □ 1ys other

기록자명: 김기계

외래 재진 기록

등록번호: 4045282

주민번호: 741213-2****** 여: 46세

환자명: 김건물   진료일: 2021-04-14

Visual acuity									
R					L				
SC	CC	SC(Allen)	CC(Allen)	C auto	SC	CC	SC(Allen)	CC(Allen)	C auto
0.6					0.5				

비고 R   비고 L

intraocular pressure (NCT)		
1차	R	L
2차		

intraocular pressure			각막중심부 두께	
	R	L	R	L
GAT	12ct 13.0cl	10ct 10.2d		

Progress: laser F/U

　　　　　Cornea: clear(OU)

　　　　　A/C: sl shallow(OU) clear(OU)

　　　　　Iris: patient PL at superotemp(OU)

Impression

Advice　　염증 호전되었습니다. 추후 정기 검진 위해 교수님 외래 안내해드리겠습니다.

　　　　　F/U 3 wk

　　　　　Auto, CASIA

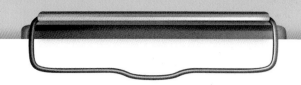
중간에 라도 시야흐림, 두통 등 이상 증상 나타날 경우 내원하세요.

Medication   add cravat qid(OS)→d/c

add F1 qid(OS)→d/c

add NHU PRN(OU)→충분히 주세요

Return   □ 1 day   □ 1— month   □ 3 months   □ 4 months

□ 6 months □ 1ys other

기록자명: 김기계

외래 재진 기록

등록번호: 4045282

주민번호: 741213-2****** 여: 46세

환자명: 김건물   진료일: 2021-05-12

Visual acuity										
R					L					
SC	CC	SC(Allen)	CC(Allen)	C auto	SC	CC	SC(Allen)	CC(Allen)	C auto	
0.7					0.6					

비고 R   비고 L

intraocular pressure (NCT)		
1차	R	L
2차		

intraocular pressure			각막중심부 두께	
	R	L	R	L
GAT	14.2i/13.9i	12.3i		

Progress: S: 눈이 당기고 뻐근하다.

Impression

Advice   OS Laser 후 anterior chamber angel 열려 있으나 OD은 inflammation으로 인해 폐쇄

있는 상태입니다.

inflammation 완전히 회복되면 레이저 치료 고려하겠습니다.

F/U 2mon

Medication   add NHU PRN(OU)→충분히 주세요

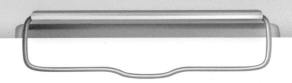

Return   ☐ 1 day   ☐ 1— month   ☐ 3 months   ☐ 4 months

☐ 6 months ☐ 1y   s other

기록자명: 김기계

Auto(R)

등록번호: 4045282

주민번호: 741213-2****** 여: 46세

환자명: 김건물   진료일: 2021-05-12

Right

Sph 2.75	Cyl -1.50	Ax 87
Sph 2.75	Cyl -1.50	Ax 87
Sph 2.75	Cyl -1.50	Ax 86
Ave 2.75	**Ave** -1.50	**Ave** 87

SE 2.00

R1 44.25	R1 7.64	**R1** 109
R2 44.50	R2 7.59	**R2** 19
Ave 44.50	Ave 7.62	
	CYL -0.25	CYL 109

Left

Sph 2.00	Cyl -0.75	Ax 104
Sph 2.00	Cyl -0.75	Ax 104
Sph 2.25	Cyl -0.75	Ax 105
Ave 2.00	**Ave** -0.75	**Ave** 104

SE 1.75

R1 44.00	R1 7.68	**R1** 3
R2 44.75	R2 7.55	**R2** 93
Ave 44.50	Ave 7.62	
	CYL -0.75	CYL 3

PD 61.5

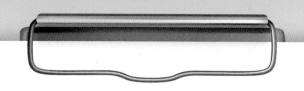

외래 재진 기록

등록번호: 4045282

주민번호: 741213-2****** 여: 46세

환자명: 김건물　진료일: 2021-07-14

Visual acuity										
R					L					
SC	CC	SC(Allen)	CC(Allen)	C auto	SC	CC	SC(Allen)	CC(Allen)	C auto	
0.8					0.5					

비고 R　　　　　　　비고

intraocular pressure (NCT)		
1차	R	L
2차		

intraocular pressure			각막중심부 두께	
	R	L	R	L
GAT	13.1ci	9.9ci		

Progress:　ACG(OU) f/u

Impression

Advice　　Laser 한 부분이 이전에 비해 점점 좁아지고 있습니다.

　　　　　따라서 다시 Laser 시술할 것을 권유 드립니다.

　　　　　ALPL(OU)예약**(fee free)

Medication　　NHU PRN(OU)

Return　　☐ 1 day　　☐ 1 month　　☐ 3 months　　☐ 4 months

　　　　　☐ 6 months ☐ 1y　　s other

기록자명: 김기계

외래 재진 기록

등록번호: 4045282

주민번호: 741213-2****** 여: 46세

환자명: 김건물 진료일: 2021-07-28

Visual acuity										
R					L					
SC	CC	SC(Allen)	CC(Allen)	C auto	SC	CC	SC(Allen)	CC(Allen)	C auto	
0.8					0.4					

비고 R   비고

intraocular pressure (NCT)		
1차	R	L
2차		

intraocular pressure			각막중심부 두께	
	R	L	R	L
GAT				

Progress: ALPL(OU) star

-intraocular pressure 18.4ci(OD)/20.0 ci(OS)

Notify to 김혜은 선생님

→acetazole 500ml #2 오늘 하루 처방**

Impression

Advice

Medication

Return   □ 1 day   □ 1 month   □ 3 months   □ 4 months

□ 6 months □ 1y   s other

기록자명: 김기계

Auto(R)

등록번호: 4045282

주민번호: 741213-2****** 여: 46세

환자명: 김 건물   진료일: 2021-03-23

Right

Sph 2.75	Cyl -1.25	Ax 93
Sph 2.50	Cyl -1.25	Ax 93
Sph 2.50	Cyl -1.25	Ax 93
Ave 2.50	**Ave** -1.25	**Ave** 93

SE 2.00

R1 43.75	R1 7.72	**R1** 127
R2 44.25	R2 7.64	**R2** 37
Ave 44.00	Ave 7.68	
	CYL -0.50	CYL 127

Left

Sph 3.00	Cyl -1.75	Ax 96
Sph 3.00	Cyl -1.75	Ax 96
Sph 3.00	Cyl -1.75	Ax 96
Ave 3.00	**Ave** -1.75	**Ave** 96

SE 2.25

R1 43.50	R1 7.76	**R1** 121
R2 44.25	R2 7.63	**R2** 31
Ave 44.00	Ave 7.70	
	CYL -0.75	CYL 121

PD 62.5

의무기록실무
문제집

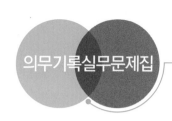
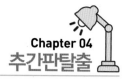
    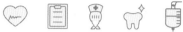
※ 박기동 환자의 chart를 보고 물음에 답하시오.

01   다음 약어의 내용이 틀린 것은?

　　① HIVD: Herniated Intervertebral Disc
　　② PLIF: Posterior Lumbar Interbody Fusion
　　③ LBP: Low Back Pain
　　④ SLRT: Slight Leg Raising Test
　　⑤ LOM: Limitation Of Motion

02   MRI 영상기록지에 대한 내용으로 틀린 것은?

　　① 좌측 좌골신경통을 동반하여 등 통증이 있다.
　　② 퇴행성 척수 측만증이다.
　　③ 요추 4번은 바깥쪽에 신경뿌리가 압박되고 있다.
　　④ 요추 4번과 5번이 좌측 중앙부위에서 탈출되어 꼬리쪽으로 이동되었다.
　　⑤ 중심관 협착은 아니다.

03   신체검진 결과 올바르지 않은 것은?

　　① 파트릭 검사 결과 고관절에 문제는 없다.
　　② 무릎을 굽히거나 펼 수 있다.
　　③ 염발음은 없고 부종도 없다.
　　④ 통증 때문에 운동제한이 있다.
　　⑤ 하지거상 검사에서 다리가 당겨서 디스크를 의심했다.

04 의무기록의 내용이 아닌 것은?

① 고혈압이 있고 불면증 약을 복용하고 있다.

② 중심관 협착과 신경관 협착은 없다.

③ 환자는 전신기관 내 마취 하에 앙와위 자세로 누웠다.

④ 양쪽에 방사통이 있다.

⑤ 요추 4번과 5번에 후방 요추간 융합술을 본원에서 하였다.

05 수술기록지에 대한 내용으로 틀린 것은?

① 요추 5번~천골 1번 양쪽에 추간공 협착이 있다.

② 요추 3번은 척추체 몸통이 주변 척추체 몸통보다 뒤쪽으로 전위되어 있다.

③ 요추 3번, 4번이 척추 협착이 있다.

④ 좌측 요추 5번 피부 분절의 원위 감감이 감소되었다.

⑤ 본원 정형외과에서 경막외 차단을 4회 시행하였다.

06 초진기록지에 대한 내용이 아닌 것은?

① 본원 외래에서 퇴행성 척추 측만증을 확인하였다.

② 혈변이 있다.

③ 신경인성 파행증상으로 일상생활에 장애가 있다.

④ 등 통증과 하지 통증이 있다.

⑤ 항문 통증과 핍뇨는 없다.

07 Spinal stenosis of Lumbar Spine에 대한 올바른 코딩은?

① M48.0   ② M48.06

③ M48.8   ④ M48.86

⑤ M51† G55.2*

08 HIVD with radiculopathy에 대한 올바른 코딩은?

① M50.1† G55.1*

② M50.0† G99.2*

③ M51.1† G55.1*

④ M51.0† G99.2*

⑤ M50.2

09 PLIF에 대한 의료행위 분류로 올바른 것은?

① 81.06

② 81.07

③ 81.00

④ 81.01

⑤ 81.08

10 MRI L-spine에 대한 의료행위 분류로 올바른 것은?

① 88.93

② 88.91

③ 88.95

④ 88.72

⑤ 88.76

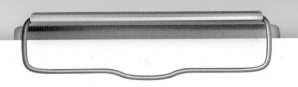
입원 초진 기록

환자명: 박기동

환자등록번호: 2006301111

기록일: 2021-07-27 16:53

주호소>

- LBP with both sciatica (Rt>Lt)

현병력

상기 73 세 여환, 고혈압, 불면증 과거력 있으신 분으로 15 년전부터 low back pain 있었다고 하며, low back pain 이 악화되면서 우측으로의 radiating pain 이 발생함. 최근 6 개월 전부터는 좌측의 radiating pain 도 발생함.

우**병원, 힘**병원, 연*** 통증클리닉 (7~8 회/년)에서 수십 회 가량 지속적으로 주사치료 시행 (최근 3 개월 내 3 회 시행) 하였으나 효과가 2 개월여만 지속되고, 복대 없이는 걷지 못하는 정도로 임상증상 심화되어 심한 일상생활의 지장을 보임.

이에 본원 외래 내원하며, 시행한 이학적 검사 및 영상검사상 제 3.4 요추간 herniation of intervertebral disc(우측). 제 4.5 요추간 herniation of intervertebral disc (좌측) 및 degenerative scoliosis 확인됨

진행하는 신경인성 파행증상과 심한 임상증상으로 인한 일상생활의 장애, 장기간의 보존적 치료에도 불구하고 잔존하는 증상를 고려하였을 때 수술적 치료가 필요하다는 판단하에 금일 입원할.

외상 : -

파행 : +

(DN, HTN, Tbc, Hepatitis, Etc)>

　　　HTN(+)

　　　Insommnia on medication

계통문진

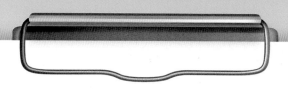

General : General weakness / Fatigue (-/-)

    fever / chill (-/-)

    myalgia (-)

    weight loss (-)

    poor oral intake (-)

HEENT : headache / dizziness (-/-)

    rhinorrhea (-) sore throat (-)

Chest : dyspnea / chest pain / chest discomfort (-/-/-)

    cough / sputum (-/-)

    palpitation (-)

Gastrointestinal : anorexia / nausea / vomiting (-/-/-)

    diarrhea / constipation (-/-)

    abdominal pain / abdominal discomfort (-/-)

    hematemesis/melena/hematochezia (-/-/-)

    anal pain (-)

Genitourinary : frequency/urgency/ dysuria/oliguria/ polyuria/hematuria

    (-/-/-/-/-/-)

    Resifual urine sensation(-)

Back and extremities : back pain(+)

    Upper extremities pain(-/-)

    Lower extremities pain(++/+)

신체검진

back)

   no external wound

   no deformity

   no crepitus

   no tenderness

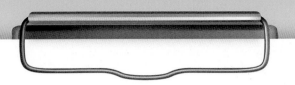

no swelling

LOM d/t pain

SLRT (-/-)

Patrick test (-)

distal motor

hip flexion nl/nl

knee flexion nl/nl.

extension nl/nl

ankle dorsiflexion nl/nl

plantar flexion nl/nl

G toe dorsiflexion nl/nl.

plantarf lexion nl/nl

distal sensory intact (L5 dermatome area)

MRL : L3-4(Rt), L4-5(Lt) HIVD c degnerative scoliosis -> L3-4-5 PLIF

평가

L3-4(Rt), L4-5(lt) HIVD c degnerative scoliosis

-> L3-4-5 PLIF (2 level) 19>

계획

1. check x-ray 2. P/Ex 3. pre op evaluation 4. get op permission 5. OP

2. P/Ex

3. pre op evaluation

4. get op permission

5. OP

영상의학과 MRI

환자명: 박기동

환자등록번호: 2006301111

실시일: 2021-06-02

판독일: 2021-06-14   13:35

[소견]

Clinical information: LBP with right sciatica

Protocol: 1_AAspine_scout_COMP_MPR_sag,

Localization, Sag T2 DFS_W, Sag T2, Sag T1, Ax T2, AX T1, Sag T2_CT, Cor T

2 scoliosis

[판정]

1. L3-4, disc extrusion at right central zone, caudal migration

   -- with right L4 nerve root compression at lateral recess

2. L4-5, disc extrusion at left central zone, caudal migration

   -- with left L5 nerve root compression at lateral recess

3. degenerative lumbar scoliosis

4. symmetrical disc bulging, L2-3

5. no central canal stenosis or neural foraminal stenosis extended C-T spine>

   no central canal stenosis

수술기록지

환자명: 박기동

환자등록번호: 2006301111

수술전 진단정보>

      진단명 (주) Failed Back Surgery Syndrome

      진단명 (부) Spinal Stenosis Of Lumbar Spine

      진단명 (부) Herniated Disc Disease Of Lumbar Spine with radiculopathy(G551 *)

수술후 진단정보

      진단명 (주)확정: Failed Back Surgery Syndrome

      진단명 (부)확정: Herniated Disc Disease Of Lumbar Spine with radiculopathy (6551*)

      진단명 (부)확정 : Spinal Stenosis Of Lumbar Spine

수술정보>

      수술명 (주)확정: Lumbar and Tumbosacral fusion, PLIF

간호정보

수술소견>

* 수술 중 특이사항: 없음

Preoperative Diagnosis:

      1) Post spinal surgery syndrome (PSSS)

      2) L5-S1 both foraminal stenosis (Rt>Lt)

      3) L5-S1 sequestrated HNP (Rt.)

      4) L3 retrolisthesis

      5) L3-4 spinal stenosis

      6) S/P L4-5 PLIF (본원, 2019-05-23)

Postoperative Diagnosis:

      Same as the above

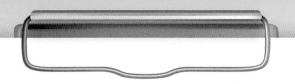

Name of Operation:

L3-4-5-S1 Posterior lumbar inter-body spinal fusion extension (3-level)

- screw 7.0x40mm/7. 0x45mm/7.0x50mm (x1/1/5)

- Cap (x7) | Expedium verse]

- rod(x2) [Expedium verse]

- peek cage 12mmx8'(x2) (L5-S1)

- OPAL cage 12mm(xl) (L3-4)

Brief History & Preoperative findings:

상환 특이 외상력없이 20 대부터 low back pain 있었으나 심하지 않아 치료 받지 않고 지내던 중, 2018 년 말부터 low back pain 및 좌측, 하지 numbness 시작되었음. 이에 대해 CT 및 MRI 검사 후 L4-5 spinal stenosis 진단되어 본원 정형외과에서 2019 년 05 월 23 일 L4-5 PLIF 시행함.

수술 후 3 개월 경 부터 우측 엉치에서 다리로 내려가는 통증 있어 epidular iock 4 회 시행 하였으나 신경증상 지속되어 시행한 MRI 상 L3-4 degenerative spinal stenosis 및 L5-31 disc sequestration 진단됨.

신경증상과 MRI 소견을 고려했을 때 수술적 치료가 필요하다고 판단되어 이에 대한 수술적 치료 위해 본원 정형외과 입원.

시행한 이학적 검사 상 SLRT (60/70), ankle dorsiflexion G5/G5, G toe flexion G5/G5, distal sensory Rt L5 dermatome 20% decreased, Lt L3 dermatome 20% decreased 된 소견 보이며 1 분만 걸어도 claudication 증상 나타나 수술 시행함.

수술과정>

Procedures & Operative findings:

Under the general endortracheal anesthesia, the patient was placed on the operating table in prone position with flexion of the hips and the knees following two long round roll set under the both chest and iliac crest.

A longitudinal skin incision was made over the spinous process of the vertebra from L3 to Si about 15cm long.

Dissection was deepened into the lumbosacral fascia and self retraining retractor was used to keep tension on the soft tissue until the most superficial part of the spinous process ligament was reached.

Divided the supraspinous ligament longitudinally and inserted Cobb' s elevator through the opening, stripped the paraspinal muscles from the spinous and transverse processes.

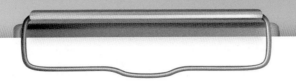
Packed each segment with free gauze immediately after exposure to lessen bleeding.

With rongeur, removed the soft tissue which attached to the spinous an d transverse processes and good view of pedicle was gained.

First removed L4,5 screws except Lt L5 screw because neck of L5 screw was broken.

Then inserted wider screws.

And then bilateral total laminectomy L3-L4 and L5-S1 and discectomy were done.

Bilateral foraminotomy was done by using of pituitary forceps.

With rounger, the facet joint was flattened and the four guide pins were introduced at the entry point at the lateral border of the superior articular process, on the midline of the transverse process on the both side of the superior articular process.

And then four 3.2 guide pins were inserted these point as a guidance for proper posiioning of screws.

After roentgenogram was taken to confirm the location and depth of the 3.2 guide pins, the 3.2 guide pins were removed.

The sizes of the screws were determined.

An incision disc and the fragments were removed with pituitary rongeurs and caref ully curretted the disc space.

Bleeding point were controlled and removed any loose fragments of annulus and then any residual bleeding was controlled with gelfoam.

Using of the separate distractors and reamers prepare insertion site.

And then the cage was inserted gently and progressively in a wide opened disc space and then rod bending was performed to fit the desired spinal contours.

The rod was inserted and rod linkage was done with inserter and universal tighter.

Compression can be achieved with the compressor or bone Union and Torcortic curvature.

After final tightening, the operation wound was irrigated.

The operating wound was closed in layers and remained one Hemovac suction drain.

Aseptic dressing was done.

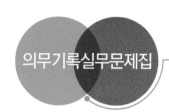
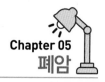
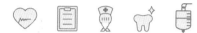
※ 김찜꽁 환자의 chart를 보고 물음에 답하시오.

01 약어의 설명으로 틀린 것은?

① VATS: Video Assisted Thoracoscopic Surgery

② CTD: Chest Tube Drainage

③ GGN: Glossly Glass Nodule

④ COPD: Chronic Obstructive Pulmonary Disease

⑤ JVD: Jugular Venous Distension

02 의무기록 통계 관련하여 틀린 내용은 무엇인가?

① 재원기간은 12일이다.

② 수술 후 7일째 퇴원했다.

③ 흉부외과 재원일은 10일이다.

④ 경피세침 흡인 폐생검은 1건이다.

⑤ 수술과 조직검사 건수는 1건이다.

03 수술기록지에 대한 내용으로 틀린 것은?

① 전신마취하에 왼쪽 옆으로 누웠다.

② 우측 흉막안에서 소량의 장액성 삼출물이 있다.

③ 흉막 유착 박리술을 전기소작기로 하였다.

④ 동결생검에서 선암종을 확인했다.

⑤ 앞쪽 흉막강에 가슴삽관을 삽입했다.

04 환자가 검사한 내용이 아닌 것은?

① 경피세침흡인   ② 종양표지자

③ 폐기능검사   ④ 근전도 검사

⑤ 기관지 내시경

05 종격동 림프노드 박리 용어를 의미하는 약어는?

① MLND   ② VATS

③ MICU   ④ MIRP

⑤ MLN

06 입퇴원요약지와 입원 초진기록지의 내용으로 틀린 것은?

① 우측에 간유리 음영 결절이 있다.

② 폐의 엽절제술을 비디오 흉강경으로 수술하였다.

③ 두통, 심계항진은 없지만 경동맥 잡음이 있었다.

④ 만성 폐쇄성 폐질환을 병력으로 가지고 있다.

⑤ 폐의 쐐기절제술을 하였다.

07 경과기록지의 내용으로 틀린 것은?

① 종양의 조직형태는 샘꽈리 형태이다.

② 벽측흉막에 종양이 침범되어 있다.

③ 수술 후 7일 째 가슴삽관을 제거했다.

④ 수술 후 1일째 ABGA 검사를 했다.

⑤ 횡격막에는 종양이 침범되지 않았다.

08 환자의 의무기록 내용으로 틀린 것은?

① 뇌 MRI 결과 수막, 실질조직, 두개관에 전이되지 않았다.

② 편도는 삼출물이 없다.

③ 수술 후 당일 출혈과 삼출물은 없었다.

④ 수술실에서(수술기록지) 공기누출검사를 했다.

⑤ 수술실에서 내과계 중환자실로 보내졌다.

09 진단명에 대한 코딩으로 올바른 것은?

① M8140/3, C34.10   ② M8500/3, C34.1

③ M8250/3, C78.00   ④ M8140/0, C34.11

⑤ M8141/3, C34.11

10 환자의 수술 처치명에 대한 의료행위 분류로 올바른 것은?

① 32.29   ② 32.28

③ 50.22   ④ 50.3

⑤ 32.3

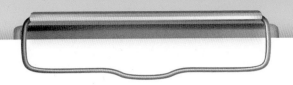

입퇴원 요약지

환자명: 김찜꽁

등록번호: 202006021111

기본정보>

    입원일자   20210329

    치료결과   경쾌

    퇴원형태   정상퇴원(퇴원지시후)

진단정보>

    진단명   (주)확정: Lung cancer, upper lobe, right [Y]

수술/처치정보>

    수술/처치명   (주)확정: Lobectomy of lung- VATS

    수술/처치명   (부)확정: Wedge resection of lung- VATS

주호소>

  for operation

현병력>

  lifelong smoker, COPD 병력있는 분으로 금번 검진상 발견된 GGN, Rt. 에 대하여 수술 위하여

입원함.

입원경과>

    21-03-29: Admission

    21-04-02: OP

    21-04-09: CTD removal

    21-04-10: Discharge

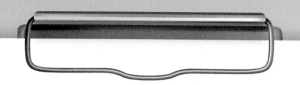

임상검사결과>

[진검] 응급혈액[WB, EDTA]

채혈일: 2021-04-04 16:35

접수일: 2021-04-05 05:09

보고일: 2021-04-05 07:18

(응급)CBC with diff count & ESR

(응급)WBC 3.26 ▼ ×10³/㎕ 4~10

(응급)RBC 3.77 ▼ ×10^6/㎕ 4.2~6.3

..(응급)RDW 12.7 % 11.5~14.5

(응급)Hb 12.0 ▼ g/dL 13~16.5

(응급)Hct 35.7 ▼ % 39~49

(응급)MCV 94.7 fL 80~98

(응급)MCH 31.8 pg 27~33

(응급)MCHC 33.6 g/dl 32~36

(응급)PLT 159 ×10³/㎕ 140~400

..(응급)MPV 9.9 fL 9~13

..(응급)PCT 0.16 % 0.16~0.35

..(응급)PDW 10.7 fL 9.6~14.4

(응급)WBC differential count

..(응급)Neutrophil Segmented % 64.7 % 50~75

..(응급)Lymphocyte % 23.6 % 20~44

..(응급)Monocyte % 7.7 % 2~9

..(응급)Eosinophil % 3.7 % 0~5

..(응급)Basophil % 0.3 % 0~2

..(응급)ANC 2.11 ×10³/㎕

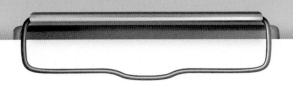

(응급)ESR 5 mm/h 0~15

[진검] 응급화학[Plasma, PST]

채혈일: 2021-04-04 16:35

접수일: 2021-04-05 05:53

보고일: 2021-04-05 06:37 -

Liver Battery(T.chol제외)(종일)

  T.Protein(종일) 5.1 ▼ g/dl 6.7~8.3

  Albumin(종일) 3.0 ▼ g/dl 3.8~5.3

  Globulin(종일) 2.1 g/dl 1.3~4.7

  A/G Ratio(종일) 1.4 1.1~2.5

  T.Bilirubin(응급) 0.61 mg/dl 0.2~1.2

  AST (GOT)(응급) 19 IU/L 8~38

  ALT (GPT)(응급) 12 IU/L 4~44

  ALP(종일) 40 IU/L 40~129

Renal Battery(종일)(8종)

  BUN(응급) 10.7 mg/dl 8~20

  Creatinine(응급) 0.68 mg/dl 0.6~1.1

  MDRD GFR >90 mL/min/1.73 m²

  CKD_EPI >90 mL/min/1.73 m²

  B/C Ratio(종일) 16 10~25

  Ca(종일) 7.8 ▼ mg/dl 8.4~10.2

  I.Phos(종일) 2.6 mg/dl 2.5~4.5

  Na(응급) 142 mmol/L 135~145

  K(응급) 3.6 mmol/L 3.5~5.5

Cl(응급) 105 mmol/L 98~110

HS-CRP(정량)(응급) 4.21 ▲ mg/dl 0.01~0.3

방사선검사결과>

[영상의학과] Chest 1P 실시:2021-04-09 판독:2021-04-09 10:13

[소견]

no significant interval change since the last study.

[판정]

no significant interval change since the last study.

환자 및 보호자교육>

환자의 현재상태(진단명 등), 치료(약물,수술,시술,검사 등) 목적 및 계획, 치료(약물, 수술, 시술, 검사 등)에 따른 예상 효과 및 위험, 합병증 예방에 대한 교육 및 설명함.

향후계획>

진료(처방) 예약완료 2021-04-22 10:44 호흡기·알레르기내과/이계영 [비선택의]

진료(처방) 예약완료 2021-04-22 11:10 흉부외과/[비선택의]

Mago cap 500mg (magnesium oxide) 【 1 C * 3 회 * 13 일 (TID PC) 】

Selbex cap 50mg (teprenone) 【 1 C * 3 회 * 13 일 (TID PC) 】

Arobest 20mg (afloqualone) 【 1 T * 3 회 * 13 일 (TID PC) 】

[마약](100/100가능)Mypol (AAP, ibuprofen, codein) 【 2 C * 3 회 * 13 일 (TID PC) 】

입원 초진 기록지

환자명: 김찜꽁

등록번호: 202006021111

CC>

  - GGN

PI>

  lifelong smoker, COPD 병력있는 분으로 금번 검진상 발견된 GGN, Rt. 에 대한 evaluation위해

  입원함.

PHX (DM, HTN, Tbc, Hepatitis, Etc)>

  COPD

흡연력>

  흡연여부(+) 현재흡연 - 금연교육시행함

  현재흡연 흡연량(갑/일) 1 흡연기간(년) 50

계통문진>

General : General weakness / Fatigue (-/-)

  fever / chill (-/-)

  weight loss (-)

  poor oral intake(-)

  myalgia (-)

HEENT : headache / dizziness (-/-)

     sore throat (-)

Respiratory :

     dyspnea / chest pain / chest discomfort (-/-/-)

palpitation(-)

     cough / sputum / rhinorrhea (-/-/-):

Gastrointestinal :

     anorexia / nausea / vomiting / diarrhea / constipation (-/-/-/-/-)

     abdominal pain / abdominal discomfort (-/-):

     hematemesis / melena / hematochezia (-/-/-)

Genitourinary :

     frequency / urgency / dysuria / oliguria / polyuria / hematuria(-/-/-/-/-/-)

     R.U sense (-)

신체검진>

G/A : Not so ill looking appearance

    Alert mentality

    afebrile state

   HEENT : anicteric sclera

  not pale conjunctiva

  no dehydrated tongue & lips

  no tonsilar hypertropy s̄ exudate

no pharyngeal inject

no JVD

no carotid bruit

chest : CBS s̄ crackle

no wheezing

RHB s murmur

abdomen : soft & flat

normoactive bowel sound

no tender point   DT/RT (-/-)

no palpable mass

back & extremity : no pretibial pitting edema

no CVA tenderness

Assesment>

1. GGN

life-long smoker : 4,50 py, 고2부터

2. COPD

plan>

1. admission for W/U

1) CT(+) and PET-CT, Brain MRI

2) Bronchoscopy for BALiquid

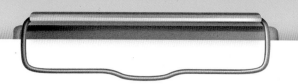

3) PFT/BD/DLCO

4) Tumor markers

환자 및 보호자교육>

환자의 현재상태(진단명 등), 치료(약물,수술,시술,검사 등) 목적 및 계획, 치료(약물, 수술, 시술, 검사 등)에 따른 예상 효과 및 위험, 합병증 예방에 대한 교육 및 설명함.

퇴원계획>

evaluation후 퇴원

경과 기록지

2021.03.29. 호흡기내과 입원

입원 후 시행한 bronchosopy에서 lung Ca 진단

4/2 흉부외과로 전과하여 수술시행.

2021.03.30.

- GGN

  lifelong smoker, COPD 병력있는 분으로 금번 검진상 발견된 GGN, Rt.에 대한 evaluation 위해

  입원함.

S>

  3/29 admission

  3/30 broncho

  PCNBx 의뢰 :

  -> RAD 답변> persistent PCN은 malignancy의 가능성 매우 높으므로 수술적 절제를

    권고 드립니다.

  PET-CT 시행함.

O>

  Hb 14.3

  brain MRI (+)

  No evidence of brain parenchymal, meningeal and calvarial metastasis.

A>

1. GGN

life-long smoker : 4,50 py, 고2부터

2. COPD

P(Care plan)>

1. admission for W/U

1) CT(+) and PET-CT, Brain MRI

2) Bronchoscopy for BALiquid

3) PFT/BD/DLCO

4) Tumor markers

2021.03.31.

Problem>

- GGN

lifelong smoker, COPD 병력있는 분으로 금번 검진상 발견된 GGN, Rt.에 대한 evaluation 위해 입원함.

S>

3/29 admission

3/30 broncho

PCNBx 의뢰 :

-> RAD 답변> persistent PCN은 malignancy의 가능성 매우 높으므로 수술적 절제를 권고 드립니다.

PET-CT 시행함.

O>

Hb 14.5 < 14.3

PLT 198k

brain MRI (+)

No evidence of brain parenchymal, meningeal and calvarial metastasis.

A>

1. GGN

life-long smoker : 4,50 py, 고2부터

2. COPD

P(Care plan)>

1. admission for W/U

1) CT(+) and PET-CT, Brain MRI

2) Bronchoscopy for BALiquid

3) PFT/BD/DLCO

4) Tumor markers

2021.04.01. (TS 로 전과)

Problem>

- GGN

lifelong smoker, COPD 병력있는 분으로 금번 검진상 발견된 GGN, Rt.에 대한 evaluation 위

해 입원함.

S>

3/29 admission

3/30 broncho

PCNBx 의뢰 :

-> RAD 답변> persistent PCN은 malignancy의 가능성 매우 높으므로 수술적

절제를 권고드립니다.

PET-CT 시행함.

O>

Hb 14.5 < 14.3

PLT 198k

brain MRI (+)

No evidence of brain parenchymal, meningeal and calvarial metastasis.

A>

1. GGN

life-long smoker : 4,50 py, 고2부터

2. COPD

P(Care plan)>

##익일 TCS 전과 -> 수술 예정.

1. admission for W/U

1) CT(+) and PET-CT, Brain MRI

2) Bronchoscopy for BALiquid

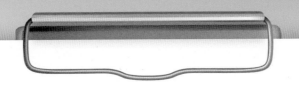

3) PFT/BD/DLCO

4) Tumor markers

전과기록

1. GGN

life-long smoker : 4,50 py, 고2부터

lifelong smoker, COPD 병력있는 분으로 금번 검진상 발견된 GGN, Rt.에 대한 evaluation 위해 입원함.

assessment>

1. GGN

life-long smoker : 4,50 py, 고2부터

2. COPD

치료경과(환자상태포함)>

3/29 admission

3/30 broncho

PCNBx 의뢰 :

-> RAD 답변> persistent PCN은 malignancy의 가능성 매우 높으므로 수술적 절제를 권고드립니다.

PET-CT 시행함.

3/31 TS consult 통한 수술적 절제 의뢰

4/02 TCS 전과 후 수술 시행

향후 치료계획>

TS적 수술진행 부탁드리며 수술 후 IMP consult 혹은 귀과 schedule에 맞춰 IMP 이**교수님 OPD f/u 부탁드립니다.

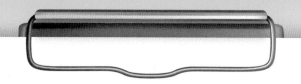

IMP OP risk >

상환 폐기능과 영상 검사, 증상 고려시 고령으로 인해

수술적 위험도는 mild to moderate risk입니다.

수술전 후 lung care 와 가래 배출 격려해 주십시요.

Problem>

- GGN

lifelong smoker, COPD 병력있는 분으로 금번 검진상 발견된 GGN, Rt. 에 대한 evaluation 위해 입원함.

S>

3/29 admission

3/30 broncho

PCNBx 의뢰 :

-> RAD 답변> persistent PCN은 malignancy의 가능성 매우 높으므로 수술적

절제를 권고드립니다.

PET-CT 시행함.

O>

Hb 14.5 < 14.3

PLT 198k

brain MRI (+)

No evidence of brain parenchymal, meningeal and calvarial metastasis.

A>

  1. GGN

  life-long smoker : 4,50 py, 고2부터

  2. COPD

P(Care plan)>

  ##익일 TCS 전과 -> 수술 예정.

  1. admission for W/U

    1) CT(+) and PET-CT, Brain MRI

    2) Bronchoscopy for BALiquid

    3) PFT/BD/DLCO

    4) Tumor markers

2021.04.02.(수술당일)

수(시)술후 환자상태>

  V/S(Vital Sign) Stable

  oozing no

  hemorrhage no

  pain   no

수(시)술후 발생하거나 가능성 있는 합병증>

  pain

  dyspnea

  penumonia

  OP site Dx

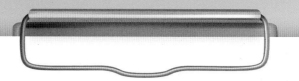

수(시)술후 검사결과>

현장검사[Heparinized WB, Artery]

　채혈일: 2021-04-03 02:58

　접수일: 2021-04-03 03:26 TS

　보고일: 2021-04-03 03:26 -

All items of ABGA

　　pH 7.379 7.35~7.45

　　PCO_2 44.6 mmHg 35~45

　　PO_2 171.5 ▲ mmHg 80~100

　　..Bicarbonate 26.6 mmol/L 21~27

　　..Base excess 1.6 mmol/L -2~2

　　..O_2Content 18.4 ml/dl 15~23

　　..O2 Saturation 99.6 ▲ % 92~98.5

　　..FIO_2 32 %

　　..PO_2/FIO_2 535.9 mmHg

　Calcium Ionized 1.23 mmol/L 1.12~1.42

　Na (ABGA) 141.6 mmol/L 135~148

　K (ABGA) 3.87 mmol/L 3.5~5.3

　Cl (ABGA) 108.2 ▲ mmol/L 98~106

　Hb(ABGA) 12.9

　　Hct 39 %

　Mg ionized (ABGA) 0.60 mmol/L 0.45~0.6

　Glucose (ABGA) 102 ▲ mg/dl 65~95

　Lactic acid (ABGA) 0.70 mmol/L 0.7~2.5

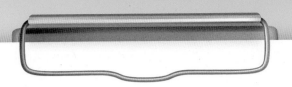

수(시)술후 주의관찰 사항>

   pain control

   CXR f/u

   CTD count

   OP site Dx

2021.04.03.

   V/S 127/84-70-19-37.0

   CTD 320

A>

   주)Lung cancer, upper lobe, right [Y]

P(Care plan)>

   pain control

   lung care

   lab f/u

2021.04.04.

CTD 400 <- 320

A>

   주)Lung cancer, upper lobe, right [Y]

P(Care plan)>

   pain control

   lung care

2021.04.05.

CTD 220(<-400<-320)

A>

Lung cancer,RUL

s/p Lobectomy,RUL c MLND,VATS 21-04-02

P(Care plan)>

pain control

Foley removal/self voiding

EDBC

CXR f/u

CTD count

2021.04.06.

CTD 180(<-220<-400<-320)

air leak+

A>

Lung cancer,RUL

s/p Lobectomy,RUL c MLND,VATS 21-04-02

P(Care plan)>

pain control

EDBC

CXR f/u

CTD count

2021.04.07.

CTD 280(<-180<-220<-400<-320)

 air leak+

A>

 Lung cancer,RUL

 s/p Lobectomy,RUL c MLND,VATS 21-04-02

P(Care plan)>

 pain control

 EDBC

 CXR f/u

 CTD count

2021.04.08.

 CTD 210(<-280<-180<-220<-400<-320)

 air leak-

A>

 Lung cancer,RUL

 s/p Lobectomy,RUL c MLND,VATS 21-04-02

P(Care plan)>

 pain control

 EDBC

 CXR f/u

 CTD count

환자 및 보호자교육>

환자의 현재상태 또는 특이사항 교육함

질환 및 치료(또는 검사) 계획 교육함

치료(수술/시술/검사)에 따른 예상효과 및 위험 교육함

퇴원계획>

경과 호전 후

2021.04.09.

CTD 160(<-210<-280<-180<-220<-400<-320) : removal

    air leak-

A>

    Lung cancer, RUL

    s/p Lobectomy, RUL c MLND,VATS 21-04-02

P(Care plan)>

    pain control

    EDBC

    CXR f/u

    CTD count

    CTD removal

Summary>

    Dx : Lung cancer, right upper lobe, Adenocarcinoma

    Tx : Right upper lobectomy c MLND, VATS, 2021-04-02

    Pathology : Lung, right upper lobe, lobectomy :

        ADENOCARCINOMA

        (A, "lung, right upper lobe"; B, "lung, right upper lobe")

        1) Histologic type: Acinar pattern

2) Location: Right upper lobe

3) Size of tumor: 3.5 x 2.5 cm

4) Extent of invasion

(1) Invasion to visceral pleura: PRESENT

(2) Invasion to parietal pleura: Not identified

(3) Invasion to diaphragm: Not identified

5) Surgical margins: Free from carcinoma

(Safety margin: Bronchial margin: >3.0 cm)

6) Main bronchus: Not involved

7) Lymphatic Invasion: Not identified

8) Vascular Invasion: Not identified

9) Perineural Invasion: Not identified

10) Lymphoplasmacytic reaction: Not identified

11) Necrosis: Not identified

12) Spread through air spaces: Not identified

13) Lymph nodes: No metastasis in 16 regional lymph nodes

(C, "LN 4R": 0/5; D, "LN 7": 0/1; E, "LN 8": 0/2;

F, "LN 9": 0/2; G, "LN 10": 0/3; H, "LN 11": 0/3)

14) Pathologic Tumor Staging (pT): pT2a

15) Pathologic Node Staging (pN): pN0

16) Additional pathologic findings: Not found

Pathologic staging: Stage IB(T2aN0M0)

2021.04.10. (퇴원)

O>

CXR]no interval change.

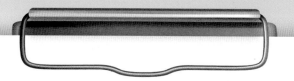

A>

Lung cancer,RUL

s/p Lobectomy,RUL c MLND,VATS 21-04-02

P(Care plan)>

discharge

수술 기록지

환자명: 김찜꽁

등록번호: 202006021111

수술일자   2021-04-02

수술시작시간   2021-04-02 10:25

수술끝난시간   2021-04-02 14:20

집도의   김말똥

제1보조의   유리창

마취의사   김기사

마취방법   general anesthesia

응급여부   정규

(EBL)   100cc

조직검사   Yes

수술전 진단정보>

진단명   (주) Lung mass NOS

수술후 진단정보>

진단명   (주)확정: Lung cancer, upper lobe, right

수술정보>

수술명   (주)확정: Lobectomy of lung- VATS

수술명   (부)확정: Wedge resection of lung- VATS

간호정보>

수술소견>

* 수술 중 특이사항: 없음

- Diffuse and moderately severe emphysematous change of right lung was identified.

- Small amount of serous pleural effusion was identified in the right pleural space.

- A 3x2x2cm sized hard mass was located in the posterior segment of RUL and

  no invasion to adjacent structure or parietal pleura was noted. Visceral

  pleural retraction was not noted around the mass lesion.

- Lateral segment of right middle lobe was tightly attached to the mass lesion

- Moderate pleural adhesion was noted in the right upper pleural space.

- Moderate lymph node enlargement was noted on # 11 LNs.

- Mediastinal LN dissection: #4R, # 7, #8, #9, #10 and 11 LNs.

- Frozon Bx.: Mass lesion - Positive for malignancy(Adenocarcinoma)

  Bronchial resection margin - Negative for malignancy

- Postop. Staging: Stage IA3(T1cN0M0)

수술과정>

This 67-year-old male patient was transfered to the operating room and general anesthesia with

double lumen endotracheal tube was established.

Usual painting and drapping were performed in the left down decubitus position.

A 10mm sized thoracoscope was inserted through an incision made on the 7th ICS in the middle

midaxillary line. Initial thoracoscopic exploration of the pleural cavity was performed.

An oblique 5-cm access minithoracotomy incision was made over the 4th ICS and the pleural

space was entered through 4th ICS.

A second port was made over the 7th ICS at the posterior midaxillary line(10mm). A third port was made over the 6th ICS at the anterior midaxillary line(12mm).

Pleural adhesiolysis was performed cautiously with electrocautery.

The mass lesion in the posterior segment of RUL was resected in wedge shape with three Endo-GIA 60 staplers.

Lateral segment of right middle lobe was resected in wedge shape with a Endo GIA 60 stapler.

We confirmed frozen biopsy which was adenocarcinoma.

The inferior pulmonary ligament was divided with electrocautery.

The mediastinal pleura over the right superior pulmonary vein was incised.

The superior pulmonary vein was dissected and divided with two vascular Endo-GIA 35 staplers.

The mediastinal pleura over the right pulmonary artery was incised.

The apical and anterior segmental pulmonary arteries were dissected and divided with vascular Endo-GIA 35 stapler.

The major fissure was dissected and completely divided with sharpe dissection and electrocautery.

The minor fissure was dissected and completely divided with sharp dissection and electrocautery.

And the posterior semental artery was identified.

The posterior segmental artery was divided with vascular Endo-GIA 35 stapler.

The soft tissue around the right upper lobe bronchus was dissected and the bronchus was divided using Endo-GIA 60 stapler.

Mediastinal lymph nodes were dissected cautiously. Pleural irrigation with warm saline and air leakage test were performed.

No air-leaking point was identified. Meticulous bleeding control was done.

Tisseel infiltration was performed around the bronchial stump. A 28Fr chest tube was inserted into the posterior pleural space.

The incisional wound was closed in layers. This patient was transferred to SICU after extubation with stable vital sign. Recorded by Prof. Jaejoon Hwang

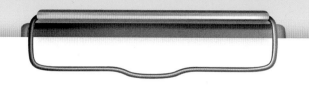

인성 검사 결과지

환자명: 김찜꽁

등록번호: 202006021111

[진검] 응급혈액[WB, EDTA]

채혈일: 2021-04-04 16:35

접수일: 2021-04-05 05:09 TS(황**)

보고일: 2021-04-05 07:18

검사명 결과값 단위 참고치

(응급)CBC with diff count & ESR

(응급)WBC 3.26 ▼ ×10³/㎕ 4~10

(응급)RBC 3.77 ▼ ×10^6/㎕ 4.2~6.3

..(응급)RDW 12.7 % 11.5~14.5

(응급)Hb 12.0 ▼ g/dL 13~16.5

(응급)Hct 35.7 ▼ % 39~49

(응급)MCV 94.7 fL 80~98

(응급)MCH 31.8 pg 27~33

(응급)MCHC 33.6 g/dl 32~36

(응급)PLT 159 ×10³/㎕ 140~400

..(응급)MPV 9.9 fL 9~13

..(응급)PCT 0.16 % 0.16~0.35

..(응급)PDW 10.7 fL 9.6~14.4

(응급)WBC differential count

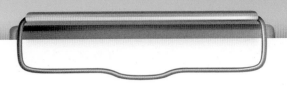

..(응급)Neutrophil Segmented % 64.7 % 50~75

..(응급)Lymphocyte % 23.6 % 20~44

..(응급)Monocyte % 7.7 % 2~9

..(응급)Eosinophil % 3.7 % 0~5

..(응급)Basophil % 0.3 % 0~2

..(응급)ANC 2.11 ×10³/$\mu\ell$

(응급)ESR 5 mm/h 0~15

[진검] 응급화학[Plasma, PST]

채혈일: 2021-04-04 16:35

접수일: 2021-04-05 05:53 TS(황**)

보고일: 2021-04-05 06:37

검사명 결과값 단위 참고치

Liver Battery(T.chol제외)(종일)

T.Protein(종일) 5.1 ▼ g/dl 6.7~8.3

Albumin(종일) 3.0 ▼ g/dl 3.8~5.3

Globulin(종일) 2.1 g/dl 1.3~4.7

A/G Ratio(종일) 1.4 1.1~2.5

T.Bilirubin(응급) 0.61 mg/dl 0.2~1.2

AST (GOT)(응급) 19 IU/L 8~38

ALT (GPT)(응급) 12 IU/L 4~44

ALP(종일) 40 IU/L 40~129

Renal Battery(종일)(8종)

BUN(응급) 10.7 mg/dl 8~20

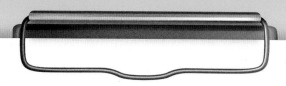

Creatinine(응급) 0.68 mg/dl 0.6~1.1

MDRD GFR >90 mL/min/1.73 m²

CKD_EPI >90 mL/min/1.73 m²

B/C Ratio(종일) 16 10~25

Ca(종일) 7.8 ▼ mg/dl 8.4~10.2

I.Phos(종일) 2.6 mg/dl 2.5~4.5

Na(응급) 142 mmol/L 135~145

K(응급) 3.6 mmol/L 3.5~5.5

Cl(응급) 105 mmol/L 98~110

HS-CRP(정량)(응급) 4.21 ▲ mg/dl 0.01~0.3

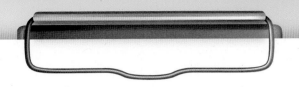

방사선 검사 결과

환자명: 김찜꽁

등록번호: 202006021111

Chest 1P 실시일:2021-04-09 TS(황**)

 판독일: 2021-04-09 10:13 (Pf)정**

[소견]

no significant interval change since the last study.

[판정]

no significant interval change since the last study.

환자 및 보호자교육>

 환자의 현재상태(진단명 등), 치료(약물,수술,시술,검사 등) 목적 및 계획, 치료(약물, 수술, 시술,

검사 등)에 따른 예상 효과 및 위험, 합병증 예방에 대한 교육 및 설명함.

향후계획>

 진료(처방) 예약완료 2021-04-22 10:44 호흡기·알레르기내과/이계영 [비선택의]

 진료(처방) 예약완료 2021-04-22 11:10 흉부외과/황재준 [비선택의]

 Mago cap 500mg (magnesium oxide) 【 1 C * 3 회 * 13 일 (TID PC) 】

 Selbex cap 50mg (teprenone) 【 1 C * 3 회 * 13 일 (TID PC) 】

 Arobest 20mg (afloqualone) 【 1 T * 3 회 * 13 일 (TID PC) 】

 [마약](100/100가능)Mypol (AAP, ibuprofen, codein) 【 2 C * 3 회 * 13 일 (TID PC) 】

조직 검사 결과지

환자명: 김찜꽁

등록번호: 202006021111

4월2일 수술장일 시행

[DIAGNOSIS]

Lung, lobectomy:

ADENOCARCINOMA

(A, "lung, right upper lobe"; B, "lung, right upper lobe")

1) Histologic type: Acinar pattern

2) Location: Right upper lobe

3) Size of tumor: 3.5 x 2.5 cm

4) Extent of invasion

(1) Invasion to visceral pleura: PRESENT

(2) Invasion to parietal pleura: Not identified

(3) Invasion to diaphragm: Not identified

5) Surgical margins: Free from carcinoma

(Safety margin: Bronchial margin: >3.0 cm)

6) Main bronchus: Not involved

7) Lymphatic Invasion: Not identified

8) Vascular Invasion: Not identified

9) Perineural Invasion: Not identified

10) Lymphoplasmacytic reaction: Not identified

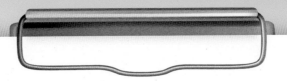

11) Necrosis: Not identified

12) Spread through air spaces: Not identified

13) Lymph nodes: No metastasis in 16 regional lymph nodes

(C, "LN 4R": 0/5; D, "LN 7": 0/1; E, "LN 8": 0/2;

F, "LN 9": 0/2; G, "LN 10": 0/3; H, "LN 11": 0/3)

14) Pathologic Tumor Staging (pT): pT2a

15) Pathologic Node Staging (pN): pN0

16) Additional pathologic findings: Not found

[GROSS FINDING] (Examined By 이**)

[FROZEN]

Patient identification agrees with requisition and two containers.

<Specimen A> is received fresh for frozen section, labeled with the above patient's name

and "Lung, RUL" and consists of a right upper lobe of lung from wedge resection,

measuring 10.0 x 5.0 x 2.0 cm. On cut section, it shows ill-defined gray tan mass, measuring

3.2 x 2.5 cm. It is 0.5 cm apart from the resection margin. Representative sections are

embedded in 4 cassettes.

* Ink code: blue(clip resection margin), yellow(right middle lobe side)

<Specimen B> is received fresh for frozen section, labeled with the above patient's name

and "Lung, RUL" and consists of a right upper lobe of lung from lobectomy, measuring

13.0 x 12.0 x 4.0 cm. On cut section, it shows grossly unremarkable. Representative sections

are embedded.

[PERMANENT]

Patient identification agrees with requisition and six containers.

<Specimen C> is received fresh, labeled with the above patient's name and "LN 4R" and consists of four fragments of fibroadipose tissue, measuring up to 1.2 x 0.8 x 0.3 cm. Entirely embedded in 1 cassette.

<Specimen D> is received fresh, labeled with the above patient's name and "LN 7" and consists of a fragment of fibroadipose tissue, measuring 1.2 x 0.8 x 0.3 cm. Entirely embedded in 1 cassette.

<Specimen E> is received fresh, labeled with the above patient's name and "LN 8" and consists of two fragments of fibroadipose tissue, measuring up to 1.5 x 0.5 x 0.3 cm. Entirely embedded in 1 cassette.

<Specimen F> is received fresh, labeled with the above patient's name and "LN 9" and consists of a fragment of fibroadipose tissue, measuring 2.0 x 1.0 x 0.5 cm. Entirely embedded in 1 cassette.

<Specimen G> is received fresh, labeled with the above patient's name and "LN 10" and consists of four fragments of fibroadipose tissue, measuring up to 1.5 x 0.7 x 0.3 cm. Entirely embedded in 1 cassette.

<Specimen H> is received fresh, labeled with the above patient's name and "LN 11" and consists of four fragments of fibroadipose tissue, measuring up to 2.0 x 1.0 x 0.3 cm. Entirely embedded in 1 cassette.

Summary of sections) A01FS-A02FS; A03FP-A06FP: tumor; B01FS; B02FP: peribronchial LN;

B03FP: nonneoplastic lung;

C01; D01; E01; F01; G01; H01 (Photo x2)

[FROZEN DIAGNOSIS]

A01FS - " Mass " : Adenocarcinoma (safety margin: 0.4 cm) (SEL)

A02FS - " Mass with right middle lobe (suture side) " :

Adenocarcinoma (safety margin: 0.4 cm) (SEL)

B01FS - "Lung, RUL " : No evidence of malignancy (SEL)

[H&E : 6, FS : 3, FP : 6, Decal : 0]

[IMMUNOHISTOCHEMICAL STAINS]

< IH21-01078 > 접수 : 2021-04-06 보고 : 2021-04-09

[결과]

p53 (A03) : negative

TTF-1 (A03) : positive

PD-L1 (SP263) P (A03) : 0%

PD-L1 (SP142) P (A03) : Tumor cells: 0%, Immune cells: 5%

ALK (D5F3-P) ventana CDx (A03) : negative

ROS1(SP384) (면역) (A03) : positive

협진 기록지

기본정보>

　　의뢰과　호흡기·알레르기내과

　　의뢰의　유**

　　진료의　이**

　　의뢰일자　2021-03-31 09:45

　　응급여부　정규

　　회신과(부)　흉부외과

　　회신의　황**

　　회신일시　2021-03-31 10:14

진단정보>

　　진단명　주] Lung mass NOS

의뢰내용>

　　1. GGN

life-long smoker : 4,50 py, 고2부터

　　2. COPD

교수님 안녕하십니까.

상기 67세 남환, 금번 RUL GGN 확인되어 evaluation 위해 입원한 분입니다.

환자분 PCNBx 통한 evaluation 시행하고자 하였으나 수술적 절제를 권고받아 해당 lesion에

대해 수술적 절제 시행 위해 협진 의뢰드리오니 바쁘신 가운데 부디 고진 선처 부탁드립니다.

감사합니다.

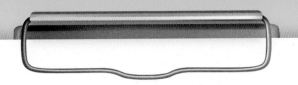

IMP R2.유** / Pf.이** 배상

회신내용>

    2021년 04월 02일 수술 시행하겠습니다.

    감사합니다.

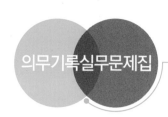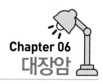
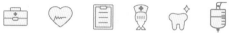
※ 유이슬 환자의 chart를 보고 물음에 답하시오.

01 구불결장암(sigmoid colon cancer)에 대한 내용으로 틀린 것은?

　　① 버섯모양 궤양 덩어리로 장막을 침범하였다.

　　② T_3N^+이다.

　　③ 결장주위 림프노드는 전이되어 있다.

　　④ 구불경장암은 선암종이다.

　　⑤ 림프관은 침범되었다.

02 T_3에 대한 내용으로 올바른 것은?

　　① 림프절 전이가 1~3개이다.

　　② 암세포가 점막하층에 있다.

　　③ 암세포가 근육층을 침범했다.

　　④ 암세포가 근육층을 뚫고 장막하층까지 침범했다.

　　⑤ 암세포가 장막층을 뚫고 인접 장기로 침범했다.

03 Liver에 대한 내용으로 틀린 것은?

　　① 미만성 지방간이다.

　　② 왼쪽 두번째 간 옆에 작은 저밀도 결절이 있다.

　　③ 지방간과 전이 감별을 위해 MRI를 시행하였다.

　　④ 간 낭종이 있다.

　　⑤ MRI 결과 양성 결절 같았다.

04 전체 의무기록에 대한 내용으로 올바르지 않은 것은?

① 담관가지와 췌장에 이상이 없다.
② 우측 중간 요관에 결석이 있다.
③ 좌측에 수신증이 있다.
④ 구불결장의 암은 장막을 침범하였다.
⑤ 결장은 전방절제술을 하였다.

5 결장 수술 결과 림프가 전이된 부위는?

① 없다   ② 결장주위
③ 직장주위   ④ 아래창자동맥
⑤ 신경주위

6 구불결장암에 대한 코딩이 올바른 것은?

① M8140/3, C18.7   ② M8000/3, C18.7
③ M8140/3, C78.5   ④ M8000/3, C78.5
⑤ M8140/3, C18.9

7 Right mid ureter stone with hydronephrosis에 대한 코딩이 올바른 것은?

① N13.2   ② N20.1
③ N20.2   ④ N13.6
⑤ N21.8

8 Sagittal에 대한 내용으로 올바른 것은?

① 인체를 앞 뒤로 나눈것이다.
② 인체를 좌측과 우측으로 대칭으로 동일하게 나눈 것이다.
③ 배꼽 기준으로 상하로 나눈 것이다.
④ 머리를 기준으로 얼굴 쪽과 뒤통수 쪽을 나눈 것이다.
⑤ 상하지에서 몸통에 가까운 곳을 의미한다.

영상 의학과

환자명: 유이슬

환자등록번호: 202100045

실시일: 2021-07-13 13:34

CT GS Chest(+) + Abdonen & Pelvis(+)

[소견]

C.L.) Sigmoid colon cancer.

Sigmoid colon 8.3 cm ulcerofungating mass cancer 이며, serosal invasion을 동반함

Multiple pericolic LN metastasi 가 있음.

Diffuse fatty liver 이고, S2 에 small low density nodule 이 있음

Hemangioma 와 metastasis 감별을 위해 liver MRI 요함

Biliary tree 와 pancreas 에 이상 없음

Right mid ureter stone with hydronephrosis 가 있음

Retroperitoneal LN 은 커져 있지 않음.

복수 없음

[판정]

1. Sigmoid colon cancer (8.3 cm), T3N+.

2. Small low density nodule in liver S2.

 →DDx. Hemangioma > Metastasis.

 REC) Liver MBL.

3. Right mid ureter stone with hydronephrosis.

영상 의학과

환자명: 유이슬

환자등록번호: 202100045

MRI Rectal + Liver Prinovist(+)

실시일: 2021-07-14

판독일: 2021-07-15 12:40

[소견]

C.L.) Sigmoid colon cancer.

- Compared to 21-07-13 CT

Sigmoid colon을 8.3cm의 ulcerofungating mass 는 cancer 이며, serosal invasions을 동반함

Multiple pericolic LN metastasis가 있음.

Lateral pelvic LN 는 커져있지 않음.

Diffuse fatty liver 이고, S2 에 small nodules 은 artifact 가 생기는 위치여서 평가가 다소 제한적이지만, diffusion restriction 를 보이지 않아 benign 가능성이 높마보임.

Tiny hepatic cysts 가 있음.

Biliary tree 와 pancreas 에 이상없음

Rt. Hydronephrosis 가 있음

복수없음

--- Protocol

1. Rectal scan: axial DWI (b=1000) with ADC map, sagittal T2, coronal T2, axial T2.

2. Liver scan: coronal T2, axial In & out of phases, axial T1 FS 30 pre, axial T1 FS 3 phases dynamic scan, axial T

   2 FS, axial T2, axial heavily T2, axial DWI (b=50, 400, 800) with ADC map, axial and coronal T1 FS 30 20min, with primovist contrast.

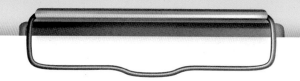

[판정]

1. Sigmoid colon cancer (8.3 cm), T3N+.

2. Small low density nodule in Liver 2.

    → Benign nodule likely

3. Right mid ureter stone with hydronephrosis.

조직 병리 검사지

환자명: 유이슬

환자등록번호: 202100045

실시일: 2021-07-29 08:21

판독일: 2021-08-02-11:29

[DIAGNOSIS)

Colon, anterior resection:

1. ADENOCARCINOMA, NOS, LOW GRADE (well differentiated and moderately differentiated)

   (B, "sigmoid colon")

   1) Location: Sigmoid colon

   2) Gross type: Ulcerofungating

   3) Size: 11.5 X 8.0 x 2.0 cm

   4) Depth of invasion (according to AJCC 8th):

      Tumor invades through the muscularis propria into pericolorectal tissue (PT3)

   5) Resection margin: Free from carcinoma

      (Safety margin: proximal: 3.0 cm, distal: 2.0 cm)

   6) Regional lymph node metastasis (according to AJCC 8th):

      No metastasis in all 28 regional lymph nodes (PN0)

      (pericolic: 0/23; D, "peri rectal LN": 0/4; F, "IMA": 0/1)

   7) Lymphatic (small vessel) invasion: Not identified

   8) Venous invasion: Not identified

   9) Perineural invasion: Not identified

   10) Pre-existing adenoma: Absent

   11) Separate lesions: Abscess 2. No tumor

2. No Tumor

   (A, "DRM": C, "DRM": E, "right pelvic wall")

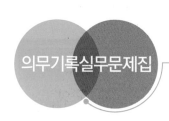

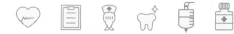
※ 송신애 환자의 chart를 보고 물음에 답하시오.

01 다음 약어의 내용이 틀린 것은?

① RSG: Radical Subtotal Gastrectomy

② GIA: Gastrointestinal Anastomosis

③ RWMA: Radical Wall Motion Abnormality

④ PCA: Posterior Cerebral Artery

⑤ SBD: Soft Blend Diet

02 의무기록 통계에 대한 내용으로 틀린 것은?

① 재원일수는 23일이다.

② 병리검사는 2건이다.

③ 협진은 6건으로 신경과에 2건 협진했다.

④ 수술은 1건으로 수술후 15일째 퇴원했다.

⑤ 마취는 1건이다.

03 TTE와 EKG 검사결과에 대한 내용으로 틀린 것은?

① 좌실심 크기와 좌심실 벽 두께, 수축기능도 정상이다.

② 국소적으로 심장이 잘 안뛰는 부분이 있다.

③ 노인 경화성 심장판막이다.

④ 심방 세동이 있다.

⑤ 좌심방은 팽창되어 있다.

04 퇴원기록지에 대한 설명으로 틀린 내용은?

① 위내시경상 조기위암으로 뇌혈관 사고, 고혈압 과거력이 있다.

② 위내시경 생검결과 재생상피와 선화상피 과증식을 동반한 만성 활동성 위염이다.

③ 림프절 절제 암 조직 검사결과 고유근층까지 침범되었고 림프절 노드 전이는 없었다.

④ 뇌 MRI 결과 급성 허혈 경색은 없었다.

⑤ 위를 잘라내고 위와 소장을 연결하고 암 조직은 위 뒤쪽 위각 주변에 거대한 림프노드가 관찰되었다.

05 외래 초진기록과 경과기록지에 대한 내용으로 틀린 것은?

① 앞쪽의 저작근육과 인접한 곳에 석회화되어 있었고 피하덩어리는 없었다.

② 환자는 목 CT와 내시경을 다시하길 원했다.

③ 종양표지자 검사를 시행했다.

④ 2007.7.31 근치적 위 절제술을 시행했다.

⑤ 1년전 뇌졸중이 있어서 약을 복용중이었다.

06 병리검사의뢰서에서 진행성 위암을 분류하는 Borrmann 등급이 환자에게 해당되는 내용으로 올바른 것은?

① 위암이 융기형이다

② 위암이 궤양형이다

③ 위암이 궤양침윤형이다

④ 위암이 미만형으로 림프절에 전이되었다.

⑤ 위암의 형태가 NOS이다.

07 수술기록지에 대한 내용으로 틀린 것은?

① 상복부 정중선 절개를 했다.

② 복막안쪽 복막강에 유착, 복수, 파종은 없었다.

③ 위절제는 단단문합술을 하였다.

④ 세심하게 지혈을 하고 J-P Drain을 삽입하였다.

⑤ 인접 장기에 유착이 되어 있었고 병변 위치는 아래쪽 1/3 지점 소만곡이었다.

08   입원경과기록지에 대한 내용으로 틀린 것은?

① 배뇨곤란은 없었다.

② 가슴 x-ray 촬영결과 종격동 기종과 기복증이 진행되고 있었다.

③ 수술 후 2일째 J-P Drain에서 장액혈액을 빼내고 환자는 금식하였다.

④ 수술 후 7일째 환자는 죽을 먹고 9일째에는 덤핑증후군이 있었다.

⑤ 전체 봉합사 제거는 수술 후 10일째 시행하였다.

09   협진기록지에 대한 내용으로 틀린 것은?

① 신경과 회신결과 뇌혈관조영술에서 기저동맥의 원위부가 좁아져 있고 양측 뒤
   쪽 대뇌 동맥의 흐름이 약한 것을 확인하였다.

② 관상동맥 질환과 심장판막질환의 가족력은 없다.

③ 심초음파 결과 폐동맥 수축압은 32mmHg였다.

④ 심전도 결과 좌각 차단이었다.

⑤ 좌심실 비대는 없었다.

10   전체 의무기록에 대한 내용으로 틀린 것은?

① 우측 팔에 손상(열상)이 있다.

② 뇌척수액 공간과 뇌실질 조직에 비정상적인 것은 없었다.

③ 수술 후 인후통이 있었고 수술 후 4일째 방귀가 나왔다.

④ 혈당검사 결과 100이었고 J-P Drain 부이 삼출은 없었다.

⑤ 수술 후 13일째 숫자통증척도로 복부통증을 체크하지 않았다.

외래 초진기록

환자명: 송신애

등록번호: 20070725232323

진료일: 2007-07-25

cc>

proven stomach ac

PI>

1yr ago stroke -on medication including aspirin and Plavix-DC for 4days

Neck discomfort—endoscopy—incidentally found lesion—lesser curvature of antrum—locked EGC

Rec>

Adm and study for neurology. Cardiology etc. then op

Pt: want reendoscopy and neck CT

진료일: 2007-09-13

Plan:

7.31 RDG(2001b)

Doing well

Rec: medi for 1m(2차)

진료일 2007-10-11

Plan

Post 2m

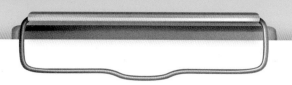
Doing well

Rec:

Repeat medi for 1m(3rd)

Follow up study Nov 8

진료일: 2007-11-15

Plan:

Study today

Doing well

Rec: repeat medi for 1m(4th)

진료일: 2007-11-24

Plan:

2007.07.31. RDG(2001b)

lt arm injury(laceration)

11.14 study

Cea/ca19-9: 5.86<0.6

Abd ct: No evidence local tumor recurrence

Nect:2*1.2 cm sized well defined ovoid nonenhancing subcutaneous mass stippled calcifications

 Abutting with anterior aspect of right masseter muscle. No interval change since 07-07-26

Others: no specific abnormalities

Rec: follow up 3cm later 2009.02.13. RTC 2.16

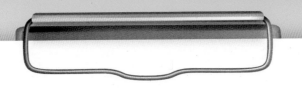

퇴원 기록지

환자명: 송신애

등록번호: 20070725232323

진료과: 외과

진료일: 2007-08-17

퇴원일: 2007-08-17

주진단: stomach cancer

CC: known stomach ca. admission for futher evaluation and OP.

PI:

상기환자 06년 11월 CVA Hx 있으며 thrombolytic drugs 등 입원 치료 후 비교적 건강히 잘 지내

던 중 약 3주전 한**병원에서 시행한 gastroscopy 상 R/O EGCa 진단받았음

환자 본원에서 further evaluation 및 OP 등 시행받길 원하여admission

PHX

HTN/DM/Tbc/Hepatitis(+/-/-/-)

CVA Hx(+)-06년 11월

HTN and CVA-06년 11월, aspirin, Plavix 등 regular PO줌

입원경과 및 결과

진단적 검사소견

검사명: Non-contrast Brain MRI + MRA +Carotid MRA +Diffusion

시행일시: 2007-07-27 19:46

검사결과

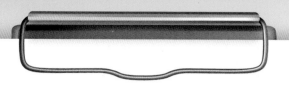

Noncontrast Brain MRI+ MRA(07-07-27)

W/U Stomach cancer

1. No abnormal finding. Brain parenchyma and CSF space

2. No evidence of acute ischemic infarction

3. Within normal limit. Neck and intracranial MRA

Remark: Metastasis에 대한 evaluation은 enhanced T1 image가 포함되어야 함. 따라서 이 study는 metastasis evaluation는 불충분함

검사명: Neck CT(Contrast)+3D

시행일시: 2007-07-26 14:12

검사결과:

 Neck contrast CT+3D(07-7-26)

 W/U Stomach cancer

 1. No define abnormal finding, pharynx and larynx

 2. A few nonspecific lymph node. Both level 1b and Ⅱ

입원경과

 2007년 7월 31일 Subtotal Gastrectomy(Billroth Ⅰ)시행함

수술일: 2007.07.31

수술명: Subtotal Gastrectomy(Billroth Ⅰ)

수술소견: abdominal cavity 안 상태를 확인했을 대 전이 소견이나 peritoneal seeding 소견을 보이지 않았음 그러나 cancer site(angle posterior wall)주변으로 enlarged L/N 소견 관찰됨

입원경과 및 결과>

병리검사

검사명: gastroscopy biopsy검사(H.pylori(Giemsa stain) 검사포함)

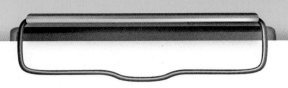
시행일시: 2007-07=27 16:30

<병리검사 의뢰서 입력내용>

채취부위: ANGLE

수술명: BX

임상진단: CANCER

DIAGNOSIS: Stomach endoscopic biopsy: Chronic active gastritis with

  1) regenerating epithelium

  2) foveolar epithelial hyperplasia

검사명: 육안 사진촬영

시행일시: 2007-08-03 17:25

MICRO(11 HE)

DIAGNOSIS:

  Stomach subtotal gastrectomy:

  Advanced gastric carcinoma

  1) Location: antrum, lesser curvature

  2) Grosss type: Borrmann type 2

  3) Histologic type: tubular adenocarcinoma, moderately differentiated

  4) Histologic type by Lauren:intestinal

  5) Size:2*2cm

  6) Depth of invasion: proper muscle layer

  7) Resection margin: free from carcinoma(safety margin:distal 3cm, proximal 8cm)

  8) Lymph node metastasis: no metastasis in 38 regional lymph nodes(pN0)

     (L/N #greater curvature: 0/17, L/N #lesser curvature: 0/21)

  9) Lympatic invasion: not identified

10) Venous invasion: not identified

11) Perinural invasion: not identified

합병증: No

퇴원일자: 2007.08.17

향휴계획

 [EM] Norzyme cap 1 cap{P.O} tid pc * 30 Days[일반]

 [EM] Lichen 250mg cap 2 cap{P.O} tid pc *30 Days

 {EM}Cozaar 50mg tab 1 tab [P.O] qid pc *30 Days

 [EM] Xanax 0.5mg tab 0.5 tab [P.O]bid a pc,hs *30 Days

항암치료: No

방사선 치료: No

GS F/U: Yes

타과 F/U: No

퇴원장소: 집

결과: 호전

작성자: 송 ***

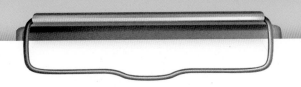

입원 초진 기록지

환자명: 송신애

등록번호: 20070725232323

진료과: 외과

진료일: 2007-07-25

CC>

 Known stomach ca, admission for futher evaluation and OP

PI>

 상기환자 06년 11월 CVA Hx 있으며 thrombolytic drugs 등 입원치료 후 비교적 건강히 잘 지내던 중 약 3주전 한***병원에서 시행한 gastroscopy상 R/O EGCa 진단받았음

환자 본원에서 further evaluation 및 OP 등 시행받길 원하여 admission

PMHX)

HTN/DM/Tbc/Hepatitis(+/-/-/-)

CVA Hx(+) -06년 11월

HTN and CVA -06년 11월 aspirin Plavix 등 regular PO 중

Aspirin. plavix: 3일전

ROS)

Oral intake-intact

Dizziness(-)

N/V(-)

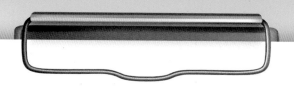

C/D(-)

Anorexia(-)

Abdominal pain(-)

Recent Wt.loss(-)

P/E)

Initial V/S-stable

Alert mentality

Isocoric pupil

Not pale conjunctiva

Unicteric sclera

Not dehydrated tongue

RHB

CBS

Abd-

Soft and flat

Normoactive BS

Palpable mass(-)

Specific abdominal tender focus(-)

CVT(-)

Other N-S

Lab)

Unchecked Op Lab 등 시행예정

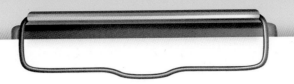

Impression)

 Stomach ca

Plan)

Lab study

gastroscopy, 대장내시경, Neck CT 등 preOP evaluation

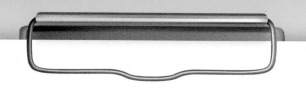
경과 기록지

환자명: 송신애

등록번호: 20070725232323

진료과: 외과

진료일: 2007-07-26

Plan>

 PreOp evaluation 시행

 ##TTE

1. Normal LV chamber size and normal global LV systolic function

   (Calculated EF=65%)

2. Normal LV wall thickness

3. Dilated LA(Parasternal Short AP dimension=65mm)

4. No regional wall motion abnormality

5. Loss of a wave due to atrial fibrillation

6. Senile sclerotic cardiac valves

7. Trivial TR with normal estimated PA systolic pressure(32mmHg)

8. No evidence of intracardiac thrombi in TTE

9. LA volume(65*61*77)

 ##EKG

 A-fib

gastroscopy

PHARYNX: NORMAL

ESOPHAGUS: NORMAL MUCOSA
STOMACH: ABOUT 2cm SIZED ULCERATIVE MASS With SURROUNDING FOLD CONVERGENCE

 (CLUBBING) WAS NOTED ON THE ANGLE> BX WAS DONE

DUODENUM: FREE

IMPRESSIONL R/O PM CANCER, ANGLE

대장내시경

Conclusion

Terminal ileum까지 관찰함

Large intestine mucous membrane에 특이한 소견은 없으며 정상혈관 분포 소견을 보임

하부 직장 부위에서 내시경 반전상 angiectasia 소견이 보임

IMPRESSION: hemorrhoid 외 정상대장 내시경 검사소견

NECK CT

1. No definite abnormal finding,pharynx and larynx

2. A few nonspecific lymph node, both level I b and II

p)

consult to NE, Cardiology

병리검사 의뢰서

1. 채취부위: ANGLE

2. 수술명: BX

3. 임상진단: CANCER

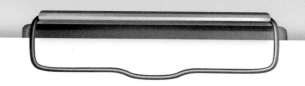

DIAGNOSIS

Stomach, endoscopic biopsy:

Chronic active gastritis with

1) regenerating epithelium

2) foveolar epithelial hyperplasia

2007-07-30

Plan

**신경과 answer

MRA에서 Basilar artery의 distal part 가 약간 좁아져 있고 양측 PCA의 flow가 약한 것으로 확인됨

수술 전 중간후에 혈압이 떨어지지 않도록 유의

Cerebral infarction의 발병 가능성이 언제든지 있으므로 이를 환자 및 보호자에게 주지시켜 주시고 수술이 끝나고 hemorrhage의 위험성이 없으면 이전에 드시던 약을 계속 지속

환자와 보호자에게 op permission 받음

현재 심장 내과적으로 HTN, A-fib으로 수술 후 myocardial infarction 등의 허혈성 질환에 대한 설명과 신경과적으로 수술이후 Cerebral infarction 발생 가능성에 대해 설명함

수술이후 warfarin 치료에 대해서 설명함

-작성자: 민***

2007-07-31

Plan

Preop 준비중 F-cath insert 용이하지 않아 비뇨기과 contact하여 insert함

Patient Hx: 젊은 시절 Vaseline inj 하였다고 함, urination difficulty(-)

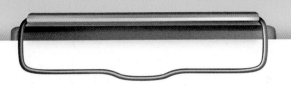

<Brief OP summary>

Op date: 2007-07-31

PreOp. Dx: stomach cancer

Op title: Subtotal gastrectomy(Billoth Ⅰ)

Post Op Dx: S/A

Anethesia: General

**Post OP Lab

CBC: 17410-13.2-38.8-257k

LFT: 40/35-0.9/0.2 T.pro/alb:6.2/3.6

E': 141-4.6-109

2007-08-02

POD 2

S) Abd pain, op site pain 호소

   Fever/chill(-/-), N/V/D(-/-/-), sore throat(+)

   Gas out(-) defication(-)

O) V/S:

   I/O:3100/1300

J-P: Rt serosangineous 400cc

p/E: soft & flat abdomen

   abd pain T/RT(+/-): op site

   hypoactive B.S

   op wound: clear

A) stomach cancer s/p subtotal gastrectomy

   Normal post op state

P) NPO

   Lung care

   Oral gargling

   I/o balance check

   Conservative care

2007-08-03

Plan)

   Foley removal 및 향후 비뇨기과적 치료 위해 비뇨기과 consult 의뢰 필요함

   검사명: Cheat PA

   [Conclusion]

   1. slightly improved pneumomediastinum and pneumoperitoneum

   2. Mild pulmonary edema

   3. Central venous line and Levin tube in situPneumomedication→ 호전되는 양상

   Close observation

   L-tube removal

   S.O.W 시행

2007-08-04

POD 4

s) abd pain호소-tolerable

fever/chill(-/+), N/V/D(-/-/-), sore throat(+), cough/sputum(+/-)

gas out(+) defication

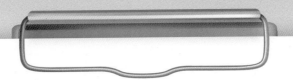

o) V/S stable

I/O 2600/1360

J-P: Rt serosangineous 400cc

P/E- soft flat abdomen

Abd pain T/RT(+/-): op site

Hypoactive B.S

Op wound: clear

A) stomach cancer s/p subtotal gastrectomy

　Normal post op state

p) SFD#6

　foley training

conservative care

2007-08-06

S) Abdominal pain(-)

　Oral intake-tolerable

　Foley cath irritation(+)

O) V/S stable

Abdominal tender focus(-)

Foley training 하고 있으나 voiding 잘 이루어지지 않고 있음

<병리검사 의뢰서 내용>

1. 채취부위: stomach, proximal margin, distal margin

수술명: subtotal gastrectomy(Billoth Ⅰ)

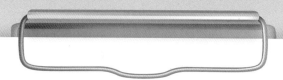

임상진단: stomatch cancer(angle)

MICRO(11 HE)

DIAGNOSIS

Stomatch, subtotal gastrectomy: Advanced gastric carcinoma

1) Location: antrum, lasser curvature

2) Gross type: Borrmann type 2

3) Histologic type: tubular adenocarcinoma. Moderately differentiated

4) Histologic type by Lauren: intestinal

5) Size: 2*2cm

6) Depth of invasion: proper muscle layer

7) resection margin: free from carcinoma(safy margin: distal 3cm ,proximal 8cm)

8) Lymph node metastasis: no metastasis in 38 regional lymph node(pN0)

   (LN# greater curvature: 0/17 LN #Lesser curvature: 0/21)

9) Lymphatic invasion: not identified

10) Venous invasion: not identified

11) Perineural invasion: not identified

p)

 Keep foley training

Observation

2007-08-07

 S) op site pain(-)

   Oral intake-tolerable SBD

   Sweating(-)

O)

V/S stable

Foley cath keep state- removal 고려

JP drainage-300cc, serous, removal 고려

P)

OP wound care

Observation

2007-08-09

S) Abdominal discomfort to pain(+)

"아침 식사 후 물과 함께 약을 먹은 후 약 30분~1시간가량 지나 식은땀이 나면서 속이 울렁거리고 아팠다."

O) V/S stable

BST 100

Normoactive BS

Specific abdominal tender focus(-)

JP removal site oozing(-)

A)

R/O Reflux

R/O Dumping SD

P)

Observation

Simple X-ray, Lab F/u

2007-08-10

S) Abdominal pain(-)

  N/V(-/-)

 Oral intake-tolerable

O) V/S stable

 BST 100

 Normoactive BS

 Specific abdominal tender focus(-)

 Lab

 CBC 6450/11.6/369k

 Other N-S

 OP site-clear total S/O 시행함

P) observation

2007-08-11

S) Abdominal pain(-)

  N/V(-/-)

O) V/S stable

Specific abdominal tender focus(-)

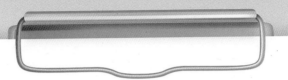

P) observation

2007-08-12

S) oral intake-tolerable SBD 2/3

Abdominal pain(-)

O) V/S stable

Normoactive BS

Specific abdominal tender focus(-)

P) Discharge 준비

Diet teaching

Emotion support

2007-08-13

S) Abdominal pain(-) with NRS

No complain

O) V/S stable

Abd._

Soft and flat

Normoactive BS

Specific abdominal tender focus(-)

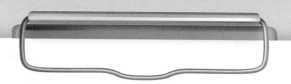

P) keep Diet education

observation

2007-08-14

현재 퇴원을 앞두고 불안감 보이나 NRD diet 잘 진행하고 있음

특이사항 없음

P) observation

Emotion support

2007-08-15

S) Abdominal pain(-)

N/V(-/-)

De

O) V/S stable

Normoactive BS

Specific abdominal tender focus(-)

P) Discharge 준비

Diet teaching

Emotion support

수술 기록지

환자명: 송신애

등록번호: 20070725232323

진료과: 외과

진료일: 2007-07-31

수술전 진단명: stomach cancer

수술명: Subtotal Gasterctomy(Billoth Ⅰ)

마취종류: General anesthesia

집도의: 김*용

보조의: 백* 지

수술 방법 및 소견

Position: Supine

Incision: upper midline

Laparoscopy: Open

Skin to peritoneum: free

Peritoneal cavity

 Adhesion: No

 Ascites: No

 Seeding: No

Operating finding

 Locationof lesion: lower third: Lesser Cx

  Angle 1.5*2cm

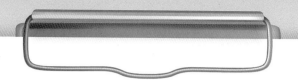

Gross type: Ⅲ

Depth of invasion: proper muscle

Adjacent organ: adhesion

LN Metastasis: No

   Non specific 하게 커져있는 node 있음

Operation for malignancy: curative(radical): subtotal gastrectomy

Combined resection(+): none

Resection margin: 10:5

LN dissection: D1

Anastomosis: gastroduodenal anastomosis

Stapler: EEA 34m: gastroduodenal anastomosis

Staple GIA: gastric resection(proximal end)

Irrigation: No

Drain: No

  JP drain(through foramen of winslow)

Transfusion: No

Complication: No

Frozen biopsy: No

Biopsy: No

Closure: Layer by layer

EBL: 30

OP time: 150

Procedure

General anesthesia supine position에서 skin preparation and drapping을 시행함

Upper midline skin incision으로 개복을 함. Abdominal cavity 상태를 확인했을 때 전이 소견이나

peritoneal seeding 소견은 보이지 않았음. 그러나 cancer site(angle, posterior wall)주변으로 enlarged L/N 소견 관찰됨

먼저 Kocher maneure로 mobilization 시킴. Grater omentum을 avascular plane을 따라서 dissection 하여 stomatch에서 분리해 냄. LT gastroepiploic artery를 ligation하고 4Sb L/N dissection 시행함

The right gastroepiploic vessels and right gastric vessels을 분리하고 ligation and resection시행함

Lesser omentun을 open하고 RT gastric artery를 common hepatic a 확인하고 initial segment 에서 처리함

그후 duodenum을 pylorus에서 3~5cm 하방에서 clamp하고 자름. Lt gastric vessel 주위의 L/N를

dissection하고 spleen artery의 proximal을 vessel loop 걸어서 splenic vein 확인하고 posterior gastic vessel을 ligation하고 GIA로 stomatch의 lesser curvature를 resection함. EEA(34mm)를 이용 하여 gastroduodenostomy 시행함 meticulous hemostasis 시행하고 Foramen of winslow 통해 J-P drain을 insert 함

wound를 layer by layer로 closure 시행하고 수술을 끝냄

수술 중 특별한 event 없었음

-OP findins

Stomach angle(post wall)-ulcerofungating type 1.5* 2cm

Multiple enlarged L/N

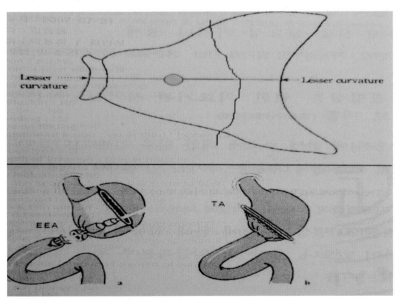

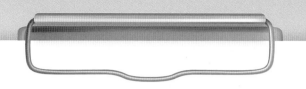

협진 기록지

환자명: 송신애

등록번호: 20070725232323

협진일: 2007-07-25

수신진료과: 소화기병 센터

수신의사: 홍***

왕진여부: 왕진

환자 위치: 병동 102 병실: 34

[진단]

R/O stomach cancer/GS

의뢰내용)

상기환자 약 3주전 한**병원에서 gastroscopy 시행결과 R/O EGCa 진단받으신 분입니다.

본원에서 further evaluation 및 OP 등 시행받길 원하여 admission하였고 대장 내시경 검사 등 위해 의뢰드리오니 고진선처 부탁드립니다.

감사합니다.

[회신]

회신일: 2007-07-25 21:07

Recommendation

내일 오후 on call로 시행하겠습니다.

내시경실로 연락주십시요.

감사합니다.

협진 기록지

환자명: 송신애

등록번호: 20070725232323

협진일: 2007-07-27 02:26

수신진료과: 신경과

수신의사: 김***

왕진여부: 왕진

환자 위치: 병동/102, 병실/34

[진단]

R/O stomach cancer/GS

의뢰내용)

상기환자 타병원에서 stomach ca 진단받고 OP등 위해 admission한 환자입니다.

2006년 11월 CVA로 한** 병원에서 입원치료 받은 후 퇴원한 Hx 있는 분으로 Plavix, aspirin등은 5일전 stop한 상태입니다.

현재 특별히 gate disturbance나 dysarthria 등 증상은 보이지 않으나 EKG상 A-fib check 되고 있습니다.

General anesthesia major OP risk 및 preOP management등 관하여 문의드리오니 고진 선처 부탁드립니다.

[회신]

회신일: 2007-07-27 14:40

회신내용)

Description

2006년 11월 CVA로 입원 치료 받음- 당시 오른쪽 팔. 다리에 힘이 없고 말이 잘 안되었다.

REC) Brain image 후 확인

감사합니다.

협진 기록지

환자명: 송신애

등록번호: 20070725232323

협진일:2007-07-27 22:07

수신진료과: 신경과

수신의사: 김***

왕진여부: 왕진

환자 위치: 병동/102 병실/34

[진단]

R/O stomach cancer/GS

의뢰내용)

 상기환자 Brain image study 시행하겠습니다.

f/u 문의드리오니 고진 선처 부탁드립니다.

감사합니다.

[회신]

회신내용)

Description

 MRA에서 Brain artery의 원위부가 약간 좁아져 있고 양측 PCA의 flow가 약한 것으로 추정됩니다. 수술 전, 중간 후에 혈압이 떨어지지 않도록 유의하시기 바랍니다.

뇌경색의 발병 가능성이 언제든지 있으므로 이를 환자 및 보호자에게 주지시키시고 수술이 끝나고 출혈의 위험성이 없으면 이전에 드시던 약을 계속 드시는 것이 좋겠습니다.

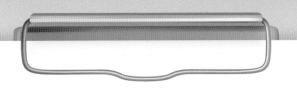

협진 기록지

환자명: 송신애

등록번호: 20070725232323

협진일: 2007-07-27 02:33

수신진료과: 심장혈관내과

수신의사: 김***

왕진여부: 왕진

환자 위치: 병동/102, 병실/34

[진단]

R/O stomach cancer/GS

의뢰내용)

상기환자 타병원에서 stomach ca 진단받고 OP 등 위해 admission한 환자입니다.

preOP evaluation 위해 시행한 TTE 결과

Loss of a wave due to atrial fibrillation

Senile sclerotic cardiac valves 등 chesk되어 General anesthesia

OP risk 및 preOP management등 관하여 문의드리오니 고진 선처 부탁드립니다.

[회신]

회신일: 2007-07-27 10:17

회신내용)

 1. Stomach cancer

 2. Atrial fibriliation

3. HTN

4. s/p CVA

s)

HTN on medication

s/p CVA(2006-11):TIA

[current medication]

losartan50mg

Ibudilast

Clopidogrel

Aspirin(enteric coated)

Exertional chest pain/DOE(-/+: 급하게 걸으면)

Functional capacity: good

PMHx: DM/ renal disease(-/-)

Smoking: never smoker

FHx of CAD: VHD 병력은 있다.

O)

V/S: 100-130/75-85—

e/B/Cr: 142-5.1/20.4/1.0

glu: 116

t-chol: 204

ECG: A fib, I-RBBB, NS-ST change

EchoCG: 65%(49/29), No LVH. Dilated LA(65) No RWMA

Normal funtionof cardiac valves. PASP=32mmHg

Opinion)

환자의 증상 및 운동능력 양호한 상태이고 혈압 조절 및 맥박수 양호한 상태로 전신마취하의 수술에 tolerable할 것으로 판단됩니다. 아스피린과 클로피도그렐은 현재대로 중단 후 수술하시기 바랍니다.

환자는 심방세동 및 일시적 허혈 증상의 병력이 있으므로 심장내과적으로는 수술 후에 와파린을 이용한 항응고요법의 적응증이 됩니다 이에 대해 신경과의 의견도 구해보는 것이 좋겠으며 만약 와파린을 사용한 항응고치료가 필요하고 환자가 동의하고 본원에서 치료를 원하는 경우 재의뢰바랍니다.

감사합니다.

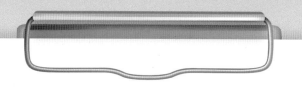

협진 기록지

환자명: 송신애

등록번호: 20070725232323

협진일: 2007-08-14 01:49

수신진료과: 비뇨기과

수신의사: 김***

왕진여부: 왕진

환자 위치: 병동/102, 병실/34

[진단]

1. Stomach cancer s/psubtotal gasterectomy

2. HTN, Atrial fibriliation

3. CVA Hx

[의뢰내용]

 상기환자 #1으로 수술 후 4일째 되시는 분으로 수술 전 foley insertion 되지 않아 교수님께서 insertion 해 주신 분입니다.

Foley cath remove와 행후 management 위해 의뢰드리오니 고진선처 바랍니다.

[회신]

회신일: 2007-08-0616:18

회신내용)

 Description

 평소에 배뇨 큰 문제 없었다면 remove 하셔도 되고 remove 후 배뇨에 큰 문제 없으면 observation 하세요.

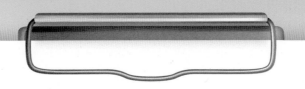

협진 기록지

환자명: 송신애

등록번호: 20070725232323

협진일: 2007-08-08 14:59

수신진료과: 비뇨기과

수신의사:김***

왕진여부: 왕진

환자 위치: 병동 102 병실:34

[진단]

Stomach cancer s/psubtotal gasterectomy

[의뢰내용]

 상기환자 penis 내 foreign body 주입 후 외형변화 등 보여왔으나 특별한 management 받지 못하고 지내오신 분입니다. 금일아침 foly cath removal 후 self voiding intact 하신 상태입니다.

위와 관련하여 귀과 치료받길 원하시어 문의드리오니 고진선처 부탁드립니다 감사합니다.

[회신]

회신일: 2007-08-08 16:20

회신내용)

 Description

   배뇨장애는 거의 없음

   Stomach ca 수술후 안정되면 외래 f/u

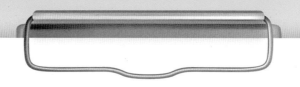

병리검사 결과

병리번호: S0700004872

진료과: 외과

검사요청일: 2007.07.26

임상소견 및 병력: cancer

검사시행일: 2007-07-26

결과지 발행일: 2007-07-27

[병리검사의뢰서내용]

채취부위: Angle

수술명: BX

임상진단: cancer

[육안소견]

받은 조직은 포르말린에 고정된 1개의 작은 생검조직이다.

MICRO (1 HE & 1 WG)

Site	H. pylori colonization	Neutrophils	Mononuclear cells	Atrophy	Intestinal metaplasia
angle	Mild	Moderate	Marked	Moderate	Absent

DIAGNOSIS:
Stomach, endoscopic biopsy:

   Chronic active gastritis
    with 1) regenerating epithelium
       2) foveolar epithelial hyprplasia

Note) 현재 조직에는 malignancy의 증거가 없습니다. 임상적으로 malignancy가 의심될 경우, multiple deeper rebiopsy 요망됩니다.

판독의 :

병리검사 결과

병리번호: S0700004872

진료과: 외과

검사요청일: 2007.08.03

임상소견 및 병력: stomach cancer

검사시행일: 2007-08-03

결과지 발행일: 2007-08-03

< 병리검사 의뢰서 입력내용 >
1. 채취부위:1. stomach
        2. proximal margin
        3. distal margin
2. 수 술 명:subtotal gastrectomy (billoth I)
3. 임상진단:stomach cancer (angle)

< 육안소견 >
 The specimen received fresh consists of two parts.
 Part I labelled "stomach" is a subtotal gastrectomy specimen, measuring 23cm and 12cm along the greater and lesser curvature. Serosa is grossly clean. On opening, mucosa shows ulcerofungating mass, measuring 2x2cm on angle. The mass is 3cm and 8cm apart from distal and proximal resection margin. On section, cut surface is homogeneously granular and infiltrate into proper muscle. Representative sections are embedded.
 Part II labelled "proximal and distal margin" is a segmentally resected mucosal tissue. Totally embedded in block C(proximal resection margin), D(distal resection margin)

MICRO (11 HE)

DIAGNOSIS:
Stomach, subtotal gastrectomy:

 Advanced gastric carcinoma
  1) Location: antrum, lesser curvature
  2) Gross type: Borrmann type 2
  3) Histologic type: tubular adenocarcinoma, moderately differentiated
  4) Histologic type by Lauren: intestinal
  5) Size: 2x2cm
  6) Depth of invasion: proper muscle layer
  7) Resection margin: free from carcinoma (safety margin: distal 3cm, proximal 8cm)
  8) Lymph node metastasis: no metastasis in 38 regional lymph nodes (pN0)
     (LN #greater curvature: 0/17, LN #lesser curvature: 0/21)
  9) Lymphatic invasion: not identified
  10) Venous invasion: not identified
  11) Perineural invasion: not identified

판독의 : 김어진

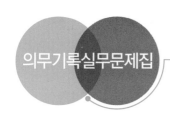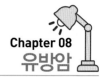
   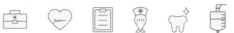
※ 유영범 환자의 chart를 보고 물음에 답하시오.

01 Sentinel lymph node에 대한 설명으로 올바른 것은?

① 암세포가 원발 종양에서 림프관을 통해 처음으로 확산하는 림프절을 의미한다.

② 기관지 주위 림프절을 의미한다.

③ 목 주위 림프절이 비대해져서 손으로 만져지는 림프절이다.

④ 서혜부의 림프절이 커진 것을 의미한다.

⑤ 림프절이 여러 개 뭉쳐져서 만져지는 림프절을 의미한다.

02 의무기록에 대한 내용으로 틀린 것은?

① 환자는 전신마취 하에 앙아위 자세로 누웠다.

② 감시림프절은 동결생검을 하였다.

③ 유방은 유두 유륜을 포함하여 제거했다.

④ 상처는 진피내 봉합과 단속봉합을 하였다.

⑤ 왼쪽 유방은 관내 정상소재 암종이었다.

03 수술기록에 대한 내용으로 틀린 것은?

① 왼쪽 유방을 수술하였다.

② 상처는 지혈하고 식염수로 세척하였다.

③ 공기나 상처 병변 부위에 닿는 것을 막는 드레싱을 하였다.

④ 배액관은 삽입하지 않았다.

⑤ 일반적인 방법으로 소독을 하고 피부 준비를 마치었다.

04   조직검사 결과지에 대한 내용으로 틀린 것은?

① 유두는 파젯트 질병과 관상 정상소재 암종이다.

② 림프절에는 전이되지 않았다.

③ 왼쪽 감시 림프절에는 전이되었다.

④ 왼쪽 유방 상부에 미만성 섬유 덩어리가 있다.

⑤ 유방절제한 조직 구조는 고형과 체모양이었다.

05   다음 약어 설명이 올바른 것은?

① DCIS: Ductal Carcinoma In Situ

② DWI: Driving While Impaired

③ STIR: Short Taw Inversion Recovery

④ MRM: Modified Radical Mate

⑤ MT: Mastectomy Tenderness

06   전체 의무기록 내용에서 올바르지 않은 것은?

① 양쪽 겨드랑이 부위와 속가슴 부위에 비정상적으로 비대된 림프 노드는 없었다.

② 왼쪽 유방암은 생검으로 악성으로 판명되었다.

③ 유방 절제술 후 핵등급 결과 핵모양은 정상세포와 가장 많이 닮아 있었다.

④ 유방 검체 결과 겨드랑이에 지방덩어리는 없었다.

⑤ 수술 시간은 1시간 30분 소요되었다.

07   유방암 환자에 대한 코딩으로 올바른 것은?

① M8500/2, D05.11   ② M8500/2, D24.21

③ M8500/3, D24.20   ④ M8500/3, D05.11

⑤ M8500/2, D24.20

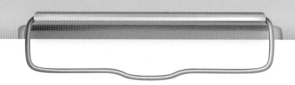

수술 기록지

환자명: 유영범

환자 등록번호: 201903041111

수술일자 2021-07-28

수술시작시간 2021-07-28 13:55

수술끝난시간 2021-07-28 15:30

집도의 **범

제 1 보조의 임**

마취의사 손**

마취방법 general anesthesia

응급여부 정규

EBL minimal(<50cc)

조직검사 Ves

수술전 진단정보>

　　진단명 (주) Intraductal carcinoma in situ of breast, left (00511)

수술후 진단정보

　　진단명 (주)확정: Intraductal carcinoma in situ of breast. left (00511)

수술정보>

　　수술명 (주)확정: Breast Conserving Surgery (85.21-001)

간호정보

수술소견

　* 수술중 특이사항: 없음

Skin and NA complex 보존하고 Total mastectomy 시행함

Sentinel lymph node frozen Bx: negative

Nipple margin: Positive(DCIS)--NA 제거함

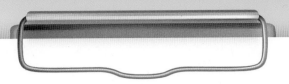

수술과정

Under the general anesthesia, the patient was laid in supine position.

Skin preparation and drapping was done as usual method.

Bilateral circumareolar skin incision with lateral extension were made and deepend to the subcutaneous layer.

The both breast tissue were removed carefully.

After meticulous hemostasis, saline irrigation and JP insertion, the wound was closed by two layer subcuticular and intradermal suture.

A occlusive dressing was applied on it.

조직검사 결과지

환자명: 유영범

환자 등록번호: 201903041111

조직검사일: 2019-07-28 15:19

조직검사 결과일: 2019-08-02 11:2

[DIAGNOSIS]

Breast, left, total mastectomy:

　DUCTAL CARCINOMA IN SITU

　　(A, "breast")

　　1) Extent: 4.5 x 4.5 x 2.0 cm

　　2) Nuclear grade: 3

　　3) Necrosis: PRESENT

　　4) Architectural pattern: Solid, Cribriform, Comedo

　　5) Van Nuys Grade: Group 3 (high grade with or without necrosis)

　　6) Nipple: PAGET DISEASE and DUCTAL CARCINOMA IN SITU (A, "breast"; C, "nipple")

　　7) Surgical margins: Free from carcinoma in situ

　　　　(deep margin: 0.2 cm)

　　8) Lymph nodes: No metastasis in all 2 lymph nodes

　　　　(B, "left sentinel": 0/2)

　　9) Microcalcification: PRESENT, tumoral and non-tumoral

[COMMENTS]

　The diagnosis was made with the complete histologic mapping of the lesion according to the

　KUMC protocol.

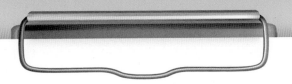

[GROSS FINDING] (Examined By 김**)

[FROZEN]

Patient identification agrees with requisition and two containers.

<Specimen A> is received fresh for frozen section, labeled with the above patient's name

and "breast".

1. Specimen(s) status: Fresh, unopened, suture marking at 12 o'clock

2. Procedure: Total mastectomy

3. Specimen: Left breast (19.0 x 14.0 x 2.5 cm, 355 g)

without ellipse of skin

without nipple

without axillary fat pad

4. Lesion: A single ill-circumscribed diffuse fibrotic mass (4.5 x 4.5 x 2.0 cm), in the upper quadrant

5. Resection margins: Not involved by tumor

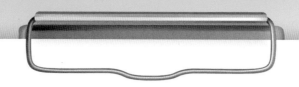

영상의학과 MRI

환자명: 유영범

환자 등록번호: 201903041111

실시일: 2019-07-26

판독일: 2019-07-17 12:55

[소견]

Dynamic contrast enhanced breast MRI with 3D reconstruction

Protocol: Localization/AX DWI STIR Dual Shim/Sag T2 FS right/Sag T2 FS left/Sag T1

　　Vibrant/Sag Vibrant MP/Ax Vibran t Delay

Reason for exam: Outside biopsy proven left breast cancer.

Background parenchymal enhancement: severe degree.

Finding:

Both breasts 에 multiple numerous enhancing foci 들이 거의 대부분에 breast 를 involvement 하고 있고, 일부는 multiple 한 washout 를 보이는 foci 들도 함께 관찰됨. Bilateral 한 background parenchymal enhancement 일 가능성이 높겠으나, 작은 suspicious 병변들은 이러한 BPE 에 가려서 구분이 힘듦.

Left breast mid outer 부터 그 주변인 약 2 시부터 4 시 방향에 걸쳐서 4.6 cm 이상의 extent 에 heterogeneous non-mass enhancement 가 뭉쳐져 있으며, 다른 부분보다 좀 더 뚜렷한 early enhancement 와 washout 를 보임. 외부 병원에서 biopsy 시행한 DCIS 124 2 2 99 247.

Both axillary areas internal mammary areall abnormal enlarged LN [13]

[판정]

1. Over 4.6 cm extent malignancy involving left 2:00-4:00.

2. Numerous enhancing foci involving both breasts.

　→ Probably bilateral background parenchymal enhancement.

　Category: 6(known biopsy proven malignancy).

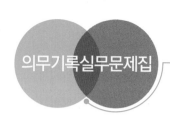
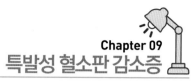
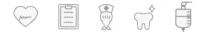
※ 박정자 환자의 chart를 보고 물음에 답하시오.

01 주진단명 분류 번호로 옳은 것은?

① D69.3   ② D19.38

③ D59.18   ④ D49.3

⑤ D29.1

02 의무기록 내용으로 옳은 것은?

① Local 경유 응급실 통해 입원하였다.

② V/S은 불안정하다.

③ 환자의 증상은 갑자기 발생했다.

④ 골수검사는 시행하지 않았다.

⑤ EKG 결과상 이상소견이 있었다.

03 검사 결과의 내용으로 옳은 것은?

① Hb의 수치는 정상치이다.

② 혈소판의 수치는 증가 추세이다.

③ 혈소판부착 면역글로블린 G검사는 양성이다.

④ PB smear 결과 혈소판 증가증 상태이다.

⑤ 복부초음파 결과 비장비대 소견 있다.

04 응급실 기록으로 옳지 않은 것은?

① 몇 달 전부터 쉽게 멍이 든다고 호소하였다.

② R/O는 특발성 혈소판증가 자색반증이다.

③ Back은 아래부위에 tenderness과 윗부분에 petechia이 있다.

④ 환자는 농축혈소판을 수혈 받았다.

⑤ O2 5L을 nasophryngeal을 통해 흡입했다.

05 임상 결과와 처치의 분류 기호로 옳은 것은?

① EKG: 89.52

② SONO: 88.75

③ Bone marrow: 41.31

④ Transfusion: 99.0

⑤ Transfusion: 99.07

06 C.C의 분류 기호로 옳은 것은?

① R20.0

② R23.3

③ R22.2

④ R21.2

⑤ R01

07 간호기록지의 내용으로 옳지 않은 것은?

① ER에서 T/F시 itching sense 있었으나 현재 호전

② Bone marrow 실시 전 양치질 후 손목, 발목 저린 증상

③ 복부 초음파 위해 MN NPO하라고 지시함

④ PLT 수치가 낮아서 병동 보행 시 조심하라고 함

⑤ 골수검사 후 dizzinese/headaehe 호소함

08 검사 결과의 내용으로 옳은 것은?

① HBs-Ag는 양성이고 Anti-HBs는 음성이다.
② Hb 수치는 기준치보다 매우 낮다.
③ 식전 Glucose의 수치는 높다.
④ 매독검사는 정량으로 검사하였다.
⑤ 요산과 인은 정상치 이하이다.

09 이 환자의 수혈로 인한 부작용 코딩으로 옳은 것은?

① L25.0   ② L25.1
③ L27   ④ L27.0
⑤ L27.9

10 의무기록의 내용으로 옳지 않은 것은?

① 응급실을 통하여 혈액내과로 퇴원하였다.
② 신체검진과 ROS상 이상소견이 없다.
③ 환자의 과거력은 없으며 가족력도 없다.
④ 입원기간 중 일반식을 3번 먹었다.
⑤ 환자는 stretcher cart에 의해 응급실로 들어왔다.

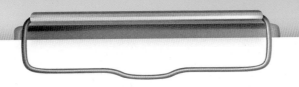

등록번호	80654321	보험유형	국민건강보험
성 명	박정자	성별/나이	여/53
주민번호		과	
일 자	2004.06.21	병 동	

퇴원요약지

주 소	경기 파주시 문산읍 주공아파트 204-503	전화번호	
병동및병실	W51-11-42	주민번호	
입 원 일	2004.06.21	퇴 원 일	2004.06.24
입 원 과	ED	퇴 원 과	HOM 보험유형

전과내역   ED - HOM

협진내역

<주호소증상>
petechial hemorrhage
ecchymosis

<주진단명>
Idiopathic thrombocytopenic purpura (주상병)

<기타진단명(복합진단, 합병증)>

<검사소견 및 입원진료내역>
본 53세 여환 과거력상 특이 병력 없는 환자로 내원 몇 달전부터 상기 Sx 있어 local경유 plt
1만 이하라는 소리듣고 큰 병원 권유 받고 본원 김진수 선생님 외래 경유 입원함.

<주수술>

<기타수술 및 처치>
conservative care 함.

<퇴원처방>
ROUTINE CBC WITH DIFF(응급)   (희망일자:2004.06.28)

<향후진료계획>
OPD F/U:2004.06.28 09:30 [HOM] 김진수.

<선행사인>

부검   ☐

치료결과	②경쾌	퇴원형태	①퇴원지시후
담당전공의사	이	주치의사	김

입원기록지용

등록번호	876543리	보험유형	건강보험
성 명	박정자	성별/나이	여/53
주민번호		과	
일 자		병 동	

응급의료센터 임상기록지

주중상	petechial hemorrhage, ecchymoses	기간	몇달전부터

현재병력: 상기 분에 대한 과거병상 특이 병력 없으신 분으로 며칠 몇달전부터 부딪친 자리마다 멍이 쉽게 들고 잘 없어지지 않아 local (外) 내과)에 c 보사측 platelet이 1만정도 밖에 안된다며 R/O ITP Imp하에 큰병원가보라고하여 본원 타 K Adm

〈활력징후〉
○혈압: 110/ 60 mmHg ○맥박수: 72 회/분
○호흡수: 20 회/분 ○체온: 36.9 ℃
○체중 _____ kg

〈과거력〉
○무 ○고혈압 ○당뇨 ○결핵 ○간염 ○알레르기
기타: _____

〈문진사항〉
□발열 □오한 □두통 □어지러움 □보챔 □체중감소
□호흡곤란 □기침 □가래 □객혈 □흉통 □빈맥
□식욕부진 □오심 □구토 □변비 □설사 □복통
□토혈 □혈변 □선혈변 □요통 □배뇨장애 □핍뇨
□배측동 □기타 ( )

〈소아력〉
출생력	□자연분만 □조산 □제왕절개
	□기타 출생시 체중 kg
예방접종	□BCG □홍역 □간염1,2,3차
	□D.P.T □소아마비1,2,3,추가 □MMR
	□일본뇌염

〈초진신체검사〉
○결막 (정상)창백) ○공막(정상/황달)
○입술, 허 (정상/건조)
○인안 (정상/붓다/편도비대/백태) ,
○목 (부드러움/강직/임파선 비대:)
○가슴 ▷정상/팽창/함몰)
  ▷호흡음(정상/거침/천명음/수포음)
  ▷심음(규칙적/불규칙적/심잡음:)
○복부 ▷부드러움/단단함/편평함/팽창됨)
  ▷정상장음/항진/감소)
  ▷간, 비장, 신장) 촉지(됨/안됨)
  ▷압통(없음/있음:)
○사지, 등 ▷늑요간 압통(—/—)
  ▷함요부종(—/—)

〈의식상태〉 ☑A □V □P □U

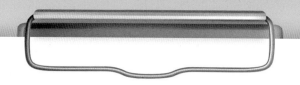

petechia
ecchymosis
tenderness (+)
petechia

추정진단	R/O ITP	진료의사	윤

〈협진 및 결과〉

협진과	협진의	협진일시	협진과	협진의	협진일시
HON	30/Y				

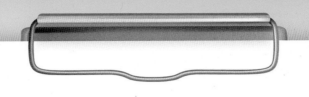

등록번호	8765434	보험유형	건강보험
성 명	박정자	성별/나이	여/53
주민번호		과	
일 자		병 동	

응급간호기록지(Ⅰ)

도착시간 : 2004 년 6 월 21 일 3 시 20 분 (오전, 오후)

도착경로 : ☐ 직접내원 ☐ 타 병원 경유 (   ) ☐ 본원 외래경유 (   )

내원방법 : ☐ 도보 ☐ 부축 ☐ 휠체어 ☐ 눕는차 ☐ 안겨서 ☐ 특이사항 _____

구급차이용 : ☐ 유 (☐ 119 ☐ 유료) ☐ 무   동행인 : ☐ 유 (☐ 가족 ☐ 경찰 ☐ 행인) ☐ 무

내원시 교육 : ☐ 보호자 1인 상주 ☐ 도난방지 및 귀중품관리 ☐ 낙상방지 ☐ 기타 _____

주소 및 연락처 :

연월일	시간	혈압	맥박	호흡	체온	투약	처치	간호내용	서명
04/6/21	3ᵖᵐ	110/60	72	20	36.9 (CA)			도착시 활력증후 측정함	
							C/C	"열이 자꾸 돌니다"	
							Onset	몇일전부터	
							P I	몇일전부터 이유없이 열이나고	
								2개월전에 건강검진하여 P/Q ITP dx함	
							PHx		
							Mx		기
							ED 의사 한	PEX done	
	4ᵖᵐ					N/S 500ml IV 시약함 ((rt. am. 20G/3.7ft)			
						S-lab 검사함			
						U/A 검사함 (by clean voiding)		김
	4ᵖᵐ					X-ray 촬영함			재
	6ᵖᵐ								봉
						Te S 검사나감			
						입원 수속 보냄			
	7ᵖᵐ					(add)	EKG (F) done		
	4ᵖᵐ								
	8ᵖᵐ	114/70	64	20	36.6 CA		V/S checked		
	9ᵖᵐ					Slab 하체옴			
						fluid 30gtt → 10gtt로 change함			
	10ᵖᵐ	110/60	72	20	36.5 (A)	Transfusion 시작함			
						혈액명 A+			

응급간호기록지(Ⅰ)

연월일	시간	혈압	맥박	호흡	체온	투약	처치	간호내용	서명
6/21	10:00 pm							filtered p-conc 8 pint transfusion	
	10:05 pm	(나가 4왕기기)				periramin 2mg IVS 주사함			2
	10:00 pm							환자 갑자기 어깨~팔다리에	
								skin rash 양상 보임	
								transfusion stop 함	
								Notify 주치 Dr. 박	
	10:15 pm					periramin 4mg IVS 주사함			최
	10:15 pm	70/50	60	20	36°C(A)		started 65 5L inh via N.P.		
								Notify 주치 Dr. 빌	
						EKG	monitoring		
							pulse oximetry	applied	
								SPO2 : 94%	
						NTS	1L IV connected		
								C full (loading)	
						Dexa (A) IVS 주사함			c
	11:25 pm	110/60	78	20				SPO2 : 96%	
							EKG Dr. 송 봄		최
	11:45 pm							PC 2 유 임상병리실로 보냄	c
	11:50 pm							Pt. 몸이 붓고 따끔거린다고	
								complain 함	
								Notify 주치 Dr. 박	c
	11:55 pm	111/63	83	18		Lasix 10mg IVS 주사함			
						0.45% NTS 1L IV connected (30gtt/min)			
6/22	0:00 AM						filtered 적혈구 PC 1/3유		
							임병이 분하 의뢰함		이
	0:30 AM	100/70	78	18	36°C(A)			checked	c
	2:00 AM	106/85	72	18	36.2°C(A)			checked	
						periramin (A) IVS 주사함			
							Transfusion (PC) restarted		
	2:40 AM	100/70	78	18	36.2°C(A)			Transfusion finished	

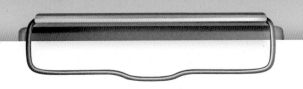

등록번호	2165432	보험유형	건강보험
성 명	박경자	성별/나이	여/53
주민번호		과	
일 자		병 동	

병력 및 신체검진 기록

병 실:

직 업:　　　　　　　　　진료과: HOM

주소 (Chief complaint)　　　　　　　　　　　　　　　　기간

1. Petechial Hemorrhage　　　　　　2 months
2. _____　_____
3. _____　_____

과거력 (해당사항은 언제, 기간, 치료 및 효과등을 자세히 기술하시오.)

약물부작용	☑없음 ☐있음_____	고 혈 압	☑없음 ☐있음_____
폐 결 핵	☑없음 ☐있음_____	간 염	☑없음 ☐있음_____
당 뇨 병	☑없음 ☐있음_____	종 양	☑없음 ☐있음_____

기타질환력
_____

입원, 상해 및 수술력　N-C _____

흡연　　　　　　　　　　　　음주　None

약물복용

가족력

고 혈 압	☑없음 ☐있음_____	당 뇨 병	☑없음 ☐있음_____
종 양	☑없음 ☐있음_____	기 타	_____

문진소견(해당사항에 표기)

	없음	있음		없음	있음		없음	있음		없음	있음
전신무력	☑	☐	피로감	☑	☐	발열	☑	☐	오한	☑	☐
두통	☑	☐	현기증	☑	☐	불면증	☑	☐	인후통	☑	☐
기침	☑	☐	객담	☑	☐	객혈	☑	☐			
흉통	☑	☐	심계항진	☑	☐	호흡곤란	☑	☐	부종(안면, 동, 하지)	☑	☐
오심	☑	☐	구토	☑	☐	토혈	☑	☐			
복통	☑	☐	소화불량	☑	☐	식욕부진	☑	☐	복부팽만감	☑	☐
혈변	☑	☐	변비	☑	☐	설사	☑	☐	체중변화(증, 감)	☑	☐
배뇨곤란	☑	☐	혈뇨	☑	☐	발가부진	☑	☐			

병력 및 신체검진 기록

병동/진료과: _____ 년월일: **04. 6. 21**

신체검진

혈압 **110/70** mmHg 맥박 **72** /분 호흡 **20** /분 체온 **36.2** ℃ 체중 _____ kg 신장 _____ cm

● 전신외관

외관 ☑ 병색없음 ☐ 만성병색 ☐ 급성병색

의식상태 ☑ 정상 ☐ 몽롱 ☐ 혼미 ☐ 반혼수 ☐ 혼수

발육및 영양상태 ☑ 정상 ☐ 부족 ☐ 비만

● 피부

피부촉진 ☑ 온 ☐ 건 ☐ 냉 ☑ 습 피부긴장도 ☑ 정상 ☐ 빈약

● 머리, 눈, 귀, 코 및 인후

두개형상 ☑ 정상 ☐ 이상 _____ 입술 및 혀 ☑ 정상 ☐ 건조 (경함, 심함)

결막 ☑ 정상 ☐ 창백 (경함, 심함) ☐ 충혈(경함, 심함) 인후 및 편도 ☑ 정상 ☐ 충혈 (경함, 심함) ☐ 편도비대

공막 ☑ 정상 ☐ 황달 (경함, 심함) 기타

● 경부

목 ☑ 유연 ☐ 경직 (경함, 심함) 림프절 ☑ 정상 ☐ 이상

경정맥 ☑ 정상 ☐ 확장 (경함, 심함) 갑상선 ☑ 정상 ☐ 이상

● 가슴 및 폐

시진 ☑ 대칭팽창 ☐ 비대칭팽창 ☐ 흡기시 함몰 (늑간, 흉골하, 늑연하)

촉진 및 타진 ☑ 정상 ☐ 이상 _____

청진 ☑ 정상 ☐ 이상 _____

● 심장

최대박동점 ☑ 정상 (5th ICS x LMCL) ☐ 이상 _____

심박동 ☑ 규칙 ☐ 불규칙

잡음(murmurs), 진동(thrills), 전전(heavings) 및 S₃S₄ ☑ 없음 ☐ 있음

● 복부

시진 ☑ 편평 ☐ 함몰 ☐ 팽창 (경함, 심함)

청진 ☑ 정상장음 ☐ 이상 _____

촉진 및 타진 ☑ 유연 ☐ 강직 ☐ 이상소견 (장기촉진, 종괴, 압통, Shifting dullness등)

● 등 및 사지

늑골 척추간 압통 ☑ 없음 ☐ 있음

하지 함요 부종 ☑ 없음 ☐ 있음

기타(언어, 연하장애, 바빈스키 등)

● 추정진단 및 감별진단 R/O ITP

_____

_____

● 치료계획 Conservative care

_____

_____

_____

기록자 성명: _____ _____ M.D.

등록번호	8765431	보험유형	의료보험
성 명	박정자	성별/나이	여/53
주민번호		과	
일 자	'	병 동	

경과기록지

날짜	경 과 기 록	서명
'04. 6. 21	< Admission Note >	
	C.C : , petechial hemorrhage. (ecchymosis	
	D : few months.	
	R.O.S) N - C	
	P/(Ex) V/S 110/60 . 72/min 20/min 36.9°c. No significant abnormal findings.	
	Imp) R/O ITP	
	plan) · conservative care	
		윤
'04. 6. 23	V/S stable conservative care	윤

HEMATOLOGY : CLINICAL COURSE FLOW SHEET

NAME 박정자 UN 876543 21 SEX/AGE ABO/Rh
Wt ___ kg Ht ___ cm BSA ___ m2 Dx

DATE/HD	6/21	6/22	6/23	6/24	6/25	6/26	6/27	6/28	6/29	/
I & O			/	/	/	/	/	/	/	/
Fever										
Bleeding	/G	/G	/G	/G	/G	/G	/G	/G	/G	/G
Mucositis	/G	/G	/G	/G	/G	/G	/G	/G	/G	/G
Others										

Culture
- Blood
- Sputum HBsAg↑ A-HBs↑
- Urine Plt-Ab↑
- Others Anti-HCV↓ (BM)

BM study

X-ray VDRL↑ ANA↑ (Abd sono) anti-dsDNA↑

Tx Day										
Chemo										
Antibiotics										
Other Med										
Cytokine										
Transfuse	PC 8U									

Hgb/Hct	12.6/38.6	17.2/41.8	17.0/33.2	11.6/34.9	/	/	/	/	/	
Reti(%)										
Plt(×10³)	12k	38k	68t	62k						
WBC(/µL)	7200	7000	9500	8600						
Bla/ImG	/				/	/	/	/	/	
Seg/Ly	54.0/	72.9	58%/	47.31	/	/	/	/	/	
M/E/B	/	/	/	/	/	/	/	/	/	
AGC(/µL)										
PT/PTT	116/34½		/	/	/½	/	/	/	/	
Fib/FDP	/		/	/	/	/	/	/	/	
D-d/ATIII	/		/	/	/	/	/	/	/	
Ca/P	/	8.3/2.8	/	/	/	/	/	/	/	
AC/PC										
BUN/Cr	11/0.7		/	/	/	/	/	/	/	
UA/Chol		4.7	/	/	/	/	/	/	/	
TP/Alb	/	5.9 3.6	/	/	/	/	/	/	/	
Bili/ALP		0.6 62	/	/	/	/	/	/	/	
GOT/GPT	24/18		/	/	/	/	/	/	/	
LDH		181								
Na/K	144/3.8		/	/	/	/	/	/	!	
Cl/CO2	105/28.1		/	/	/	/	/	/	/	
Others		Mg 0.8 Ca 1.11								

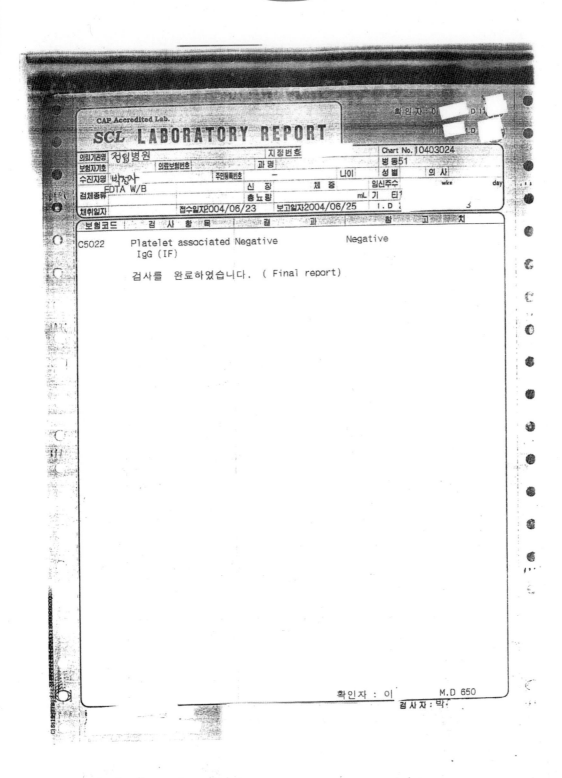

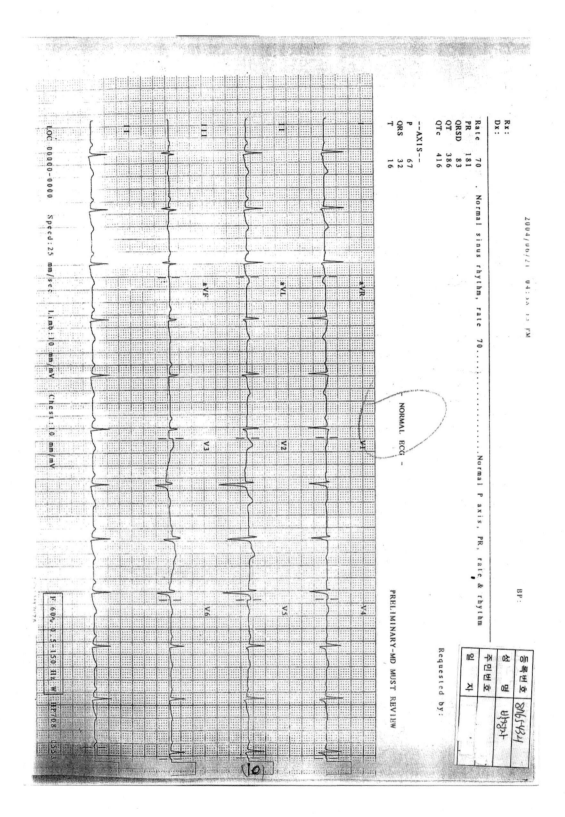

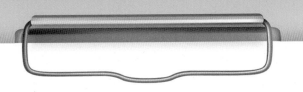

등록번호	8H64421	보험유형	3인실건강보험
성 명	박정자	성별/나이	여/53
주민번호		과	
일 자		병 동	

섭취량/배설량기록지

2004년 월일	시간	섭취량 경구	비경구	혈액	합계	배설량 합계	소변량	구토	배액	기타	대변
	6-2	1460	Half 300 (100)	·	1760	1800	1800	-		·	1
6, 22	2-10	680	half 300(400)		980	150 150					0
	10-6	0	half 400 (1e)	·	400	800	800	-		·	0
	합계	2140	1000	·	3140	3350	3350				1
1 23	6-2	800	Half 300 (100×2)		1100	125	125	-		·	1 step
	2-10										
	10-6										
	합계										
1	6-2										
	2-10										
	10-6										
	합계										
1	6-2										
	2-10										
	10-6										
	합계										
1	6-2										
	2-10										
	10-6										
	합계										
1	6-2										
	2-10										
	10-6										
	합계										

등록번호	8465421	보험유형	건강보험
성 명	박정자	성별/나이	여/53
주민번호		과	
일 자		병 동	

임상관찰기록지

병동 / 진료과 　　　　 년월일

04년	6월 22일	월 23일	월 24일	월 일	월 일	월 일	월 일
입 원 일 수	1	2	3				
수술후 일수							
시 간	6 10 5	6 10 5	6 10 5				

맥박	체온							
150	40.0							
140	39.5							
130	39.0							
120	38.5							
110	38.0							
100	37.5							
90	37.0							
80	36.5							
70	36.0							
60	35.5							
50	35.0							

호 흡							
수축기혈압/이완기혈압							
체중/신장	58kg / 155cm						
복위/흉위/두위							
식이(섭취열량)	6D	NPO (오) GD (5)	GD				

섭취량	경 구							
	정맥주입							
	혈 액							
	총섭취량							
배설량	소 변							
	구 토							
	배 액							
	기 타							
	대 변	1	1					
	총배설량							

등록번호	제654121	보험유형	건강보험
성 명	박향자	성별/나이	여/53
주민번호		과	
일 자		병 동	

간호기록지

병동/진료과 ㅗㅇ4 년월일

년월일	시간	투약 및 처치	간 호 내 용	서명
04 6/21	추정		Admitted via EMC by wheel chair	
			Onset) 몇달전	
			C.C) ecchymosis	
			Phx) none	
			S : " 아픈데 않는데 쉽게 멍든다고	
			O ; V/S(BP 110/90 PR 64 RR 20 BT 36.1)checked.	
			A : #1	
			P :1. Notify by Dr. 박	
			2. 병동 안내 및 입원 생활 안내	
			(낙상 방지 및 도난 사고 주의 포함)	
			3. V/S check	
			4. 식이입력함	
			I:1 ~4 시행함.	
			half saline 1ℓ ⊕ 500 IV dropping now (30gtt).	
			EMC에서 transfusion시 itching sense 있었다 하나 현재는	
			subside 됬다 함.	김
	6An		slept well	
			CBC. T. bilirubin. LDH. T. protein. albumin. glucose AC. Mg LCA.	
			direct bilirubin. ALP. 1-GTP. uric acid. CA-P	
			PB smear. reticulocyte count 냄	김
		추정4:30 AM	Dr 박 half saline 20gtt 유지하고 QD 측정함	김
	6 AM		C/O check 하도록 설명함 half saline 19tt로 조절함	김
	7 AM 45	Half saline 1ℓ IV connected (10gtt)		김
	8am		수술전날 금식하며 먹는 것 외엔	
			이후 물제 드려고 하 2시 check가 하도록	
			교육하심	박

간호기록지

년월일	시간	투약 및 처치	간 호 내 용	서명
	8²⁰		환자 병동에서 bone marrow 위하여 준비함.	
	10^m		아침식후 액티피브라연고 도포, 바늘 위기대등이	7
			혈전증상 관찰 함. DR 말. 지켜보도록함.	
6/W	11³⁰	Bone marrow	get permission taken 후 pm 내과 _	
	1⁰⁰_{pm}	Tramadol 50g po _____	
		Lorazepam 1mg Po. medication _____	
		stretcher car에 eye mask key with chart, sandbag _____	
	2pm	Bone marrow 후 병실도착함 via stretcher care.	
		Bone site sand bag compression Bed rest 설명함 _____	
	3⁴⁰_{pm}	dizziness / headache 없다함 _____	
		mental alert함 _____	김영
		No specific chage _____	
	9pm	Abdomen sono 초음파실시함	
		nte NPO teaching함 _____	3
	11pm	sleeping now _____	김
6/23 6Am		slept well _____	
		CBC 내림 _____	
		half saline 1ℓ iv connected 나오다 _____	김
	8³⁰_{Am}	iv NPO state for abd. sono _____	
		fluid dropping now _____	
		Bed rest now _____	김
	10⁰⁰_{Am}	abd. sono checked _____	김
	1pm	iv D/c 및 fluid remove함 _____	김
	4pm	PLT 5회 got ambulation 시 부딪치지 않도록 설명함	
		x⁰ pain complain _____	(6자) 김
	11pm	자고있음 _____	김
6/24 6am		잘 자고있다함 _____	김
	8^{am}_{am}	x⁰ abnormal sign. 수일 타일까지 항정 있으며	
		담당의료 퇴원하다 퇴원교육 시행하 기억 및 설명함.	
		5th 혈소판상 있음으로 안정하다. ○○○~~~	김

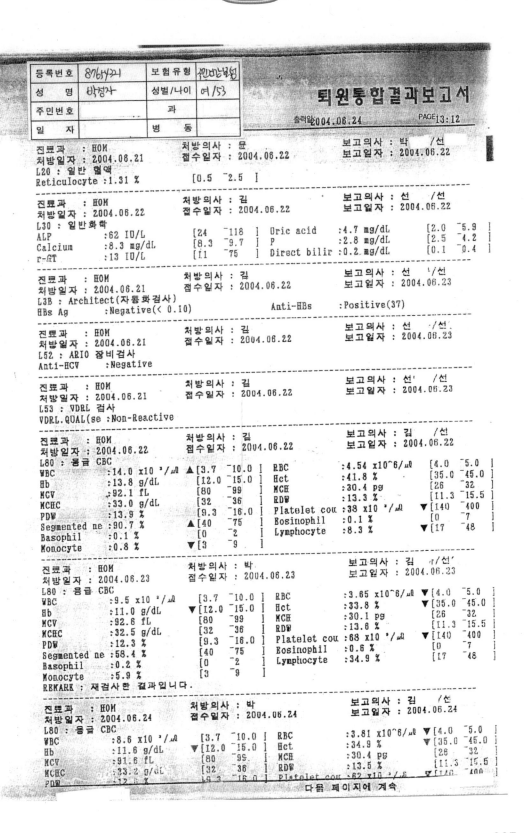

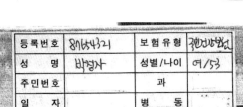

등록번호	8164321	보험유형	건강보험
성 명	박정자	성별/나이	여/53
주민번호		과	
일 자		병 동	

퇴원통합결과보고서

출력일 2004.06.24　　　PAGE 14:13

```
Segmented ne :47.3 %        [40   ¯75 ]  Eosinophil  :1.7 %         [0   ¯7
Basophil     :0.3 %         [0    ¯2  ]  Lymphocyte  :45.8 %        [17  ¯48
Monocyte     :4.9 %         [3    ¯9  ]
진료과  : HOM            처방의사 : 김세경          보고의사 : 선이남/선이남
처방일자 : 2004.06.22     접수일자 : 2004.06.22       보고일자 : 2004.06.22
L82 : 응급화학
Total Protei :5.9 g/dL      [5.8  ¯8.1 ]  Albumin     :3.6 g/dL   ▼[3.8  ¯5.1 ]
T-bilirubin :0.6 mg/dL      [0.2  ¯1.6 ]  Glucose AC(b :136 mg/dL ▲[70   ¯110 ]
LDH          :181 U/L       [89   ¯228 ]  Mg           :0.8 mmol/L  [0.7  ¯1.15 ]
------------------------------------------------------------------------------
진료과  : HOM            처방의사 : 김세경          보고의사 : 선이남/선이남
처방일자 : 2004.06.22     접수일자 : 2004.06.22       보고일자 : 2004.06.22
L83 : ABGA,CO-oximeter
Ca++(Venous) :1.11 mmol/L  ▼[1.16 ¯1.32 ]
------------------------------------------------------------------------------
진료과  : HOM            처방의사 : 윤병진          보고의사 : 박선우/선 미남
처방일자 : 2004.06.21     접수일자 : 2004.06.22       보고일자 : 2004.06.22
L22 : PB Smear & malaria Ab,Smear
[PB smear (Blood)]

판독결과 :
   WBC
         Increased in number
            Diff(%): band 1, segmented 91, lymphocyte 8.
   RBC
      Normocytic normochromic with mild anisopoikilocytosis
   Platelet
      Markedly decreased in number
   Comment: 1. Neutrophilia
            2. Thrombocytopenia, severe
```

```
** 본 검사실은 대한임상병리학회의 신임 인증을 받은 우수검사실로서
   결과의 정확성 및 신빙도를 보증합니다. **
```

```
진료과  : HOM            처방의사 : 김진수          보고의사 : 정재서
처방일자 : 2004.06.22     접수일자 : 2004.06.23       보고일자 : 2004.06.23
RUO : 초음파
[ABDOMEN SONO ROUTINE]

판독결과 :
   No evidence of splenomegaly.
```

※ 답지

정답	김혜연	배신자	김건물	박기동	김찜꽁	유이슬	송신애	유영범	박정자
1번	⑤	⑤	⑤	④	③	⑤	③	①	①
2번	③	③	④	①	②	④	④	③	①
3번	③	⑤	⑤	⑤	⑤	③	②	④	②
4번	④	③	③	③	④	③	⑤	③	②
5번	④	②	②	⑤	①	①	①	①	①
6번	④	⑤	④	②	③	①	②	③	②
7번	②	②	⑤	②	②	①	③	①	⑤
8번	⑤	③	②	③	⑤	②	②		③
9번	④	⑤	③	⑤	①		④		④
10번	①	⑤	①	①	②		⑤		⑤
11번	①								

※ 김찜꽁 5번 문제 해설

- MICU: Medical Intensive Care Unit
- MIRP: Myocardial Infarction Rehabilitation Program
- MLN: Mesenteric Lymph Node
- MLND: Mediastinal Lymphnode Disection

※ 송신애 3번 문제 해설

- RWMA의 뜻을 이해가 필요하다.

저자소개

김정임

- 연세대학교 보건과학과 학사
- 연세대학교 보건대학원 보건행정과 석사
- 1999~2011년 ㈜메디컬익스프레스 총괄이사 역임
- 2011~2018년 (주)신장기술연구소 대표이사

- 2012년 이지리서치 연구소장
- 2006년 ~ 現 겸임교수 역임
- 現 대한병원코디네이터 이사
- 現 의무기록사 학원 지엠알에듀 원장

[주요 경력]

- 1994년 OCS 기획 및 출시
- 1995년 ~ 2000년 GIS Project 기획 & 설계(도시철도공사, 한국전력, 하나로통신)
- 1999년 인체 해부, 신약, 유전 프로젝트
- 2000년 처방전달시스템 기획 및 설계
- ASP EMR DoctorsChart 기획, 설계 및 출시
- 신장내과 ASP EMR DoctorsChart system 기획, 설계 및 출시
- 2002년 일본 동경의학박람회 EMR Chart 기획 및 설계(일본수가 적용)
- ASP EMR DoctorsChart를 이용한 청구교육(한국 EDI 산업협회)
- 타니타 체지방 비만 Body Manager 기획, 설계 및 출시
- 2006년 의무기록사 학원 지엠알에듀(www.GMRedu.co.kr) 기획 및 운영
- 2010년 국제학술대회 "The Utilization of waste seashell for H2S removal" 발표
- "혈액투석환자에서 건강관련 삶의 질과 임상적 요인사이의 연관성 연구" 발표
- 2012년 기업 및 개인 리서치 이지리서치(www.easyresearch.co.kr) 기획 및 운영
- 2013년 가장쉬운 해부병리학 출간(군자출판사)
- 2014년~2019년 의무기록사 실전모의고사 문제집 출간(군자출판사)
- 2014년 질병분류 출간(군자출판사)
- 2020년 보건의료정보관리사 문제집(군자출판사)
- 2020년 보건의료정보관리학((주)한올출판사)
- 2021년 질병 분류 문제집((주)한올출판사)
- 2021년 암등록 문제집((주)한올출판사)
- 2021년 의학용어 문제집((주)한올출판사)

의무기록실무 문제집

초판 1쇄 인쇄 2021년 9월 10일
초판 1쇄 발행 2021년 9월 15일

저 자 김 정 임
펴낸이 임 순 재
펴낸곳 (주)한올출판사
등 록 제11-403호
주 소 서울시 마포구 모래내로 83(성산동 한올빌딩 3층)
전 화 (02) 376-4298(대표)
팩 스 (02) 302-8073
홈페이지 www.hanol.co.kr
e-메일 hanol@hanol.co.kr
ISBN 979-11-6647-137-7

의무기록실무
문제집

의무기록실무
문제집